三年难得师承录

跟师经方家刘志龙教授记

黎崇裕 编著

中国中医药出版社

·北京·

图书在版编目（CIP）数据

三年难得师承录：跟师经方家刘志龙教授记 / 黎崇裕编著 . —北京：中国中医药出版社，2019.7（2019.10重印）

ISBN 978 – 7 – 5132 – 5468 – 7

Ⅰ . ①三⋯　Ⅱ . ①黎⋯　Ⅲ . ①中医临床—经验—中国—现代
Ⅳ . ① R249.7

中国版本图书馆 CIP 数据核字（2019）第 022679 号

中国中医药出版社出版

北京经济技术开发区科创十三街 31 号院二区 8 号楼

邮政编码　100176

传真　010-64405750

保定市中画美凯印刷有限公司印刷

各地新华书店经销

开本 880 × 1230　1/32　印张 10.75　字数 208 千字

2019 年 7 月第 1 版　2019 年 10 月第 2 次印刷

书号　ISBN 978 – 7 – 5132 – 5468 – 7

定价　58.00 元

网址　www.cptcm.com

社 长 热 线　010-64405720

购 书 热 线　010-89535836

维 权 打 假　010-64405753

微信服务号　zgzyycbs

微商城网址　https://kdt.im/LIdUGr

官 方 微 博　http://e.weibo.com/cptcm

天猫旗舰店网址　https://zgzyycbs.tmall.com

如有印装质量问题请与本社出版部联系（010-64405510）

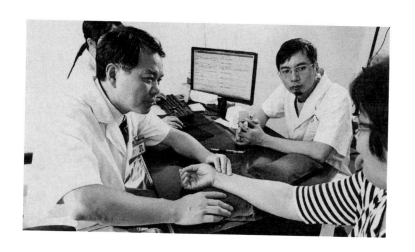

黎崇裕（右二）跟刘志龙老师（左一）侍诊抄方

刘 序

　　我和黎崇裕医生相识是在 2011 年黄煌先生举办的"仲景南阳经方大会暨 2011 年度经方医学论坛"年会上，那时，他是"黄煌经方沙龙"小有名气的青年才俊，经常有精妙的发言，于是颇为欣赏。之后几年，我和他没有间断过联系与交流，关于经方、关于人生，无所不谈，惺惺相惜，成了忘年的朋友。5 年前，黎医生放弃原来的工作，来到了我工作的医院，我们成了同事。后来藉"广东省首批名中医师承项目"，黎医生成了我的学术继承人。

　　师承教育是中医传承和发展的重要方式，一般以师授为主，老师言传身教，传道、授业、解惑，学生侍诊左右，耳濡目染，潜移默化，通过老师的点拨达到心领神会、掌握精髓的效果。王琦教授在《师承论》一文中，将古代中医师承分为业师授受、家学相传、私淑遥承等形式。史载，最早的师承教育始于扁鹊学医于长桑君，而弟子又有子阳、子豹等人；太仓公淳于意学医于公乘阳庆与公孙光，其弟子有宋邑、高明、王禹、冯信等。师承教育是中医人才成长的摇篮，也是中医学术发展的动力，她不仅传承了中医学术，也带来了中医的学术争鸣与繁荣，成就了千古不衰的中医。

作为老师，我的知识固浅矣，从医30多年来，教学、科研、临床、管理……杂而无序，在浩瀚的中医海洋里，只是了解些只鳞片爪，不足挂齿。黎医生是一位很有悟性的中医师，这些年来，他勤奋好学、刻苦钻研，加之又笔耕不辍，把我的部分临证资料用心整理，以及他自己学习思考所得，积少成多，辑成本书，难能可贵！

弟子未必不如师。张仲景博采众长，叶天士拜师十七人，然其成就远远超越了他们的老师。我也希望黎崇裕医生能够以师为梯，勤学、慎思，不断在临证中积累提升，早日超越他的老师。

刘志龙

2018年8月22日记于珠海

刘志龙，医学博士，教授，主任医师，博士生导师，珠海市中西医结合医院院长，全国第六批老中医药专家学术经验继承工作指导老师，广东省名中医，珠海十大名医。世界中医药学会联合会古代经典名方临床研究专业委员会会长，广东省中医药学会经方临床研究专业委员会主任委员，珠海市中医药学会会长。近年来致力于经方临床应用的研究与推广，是国内著名的经方专家，擅长用经方治疗糖尿病及各种内科杂病。

黄序

黎崇裕先生跟随刘志龙先生学习3年，不仅学而有思，思而有所获，并且总结归纳刘先生的学术思想，传播其学术观点。刘先生是广东省珠海市中西医结合医院院长，亦是广州中医药大学教授、博士研究生导师，身兼数职，既是医者，亦是管理者，也是师也，不忘传道、授业、解惑，言传身教，鼓励学生努力做到"会科研，能科普，临床好，沟通强，懂管理，能中也能西"，多方位发展。

刘志龙先生对于经方、时方的运用有独特的见解，灵活运用六经辨证、方证对应、脏腑辨证、气血阴阳辨证等方法诊治，博采古今名医名方，融汇中西医，形成自己独特的诊疗方法。刘先生对一些方药有深刻的理解，如经方中的柴胡用量大小、柴胡与其他药物的比例等。刘先生尤善用经方治疗糖尿病、脑血管疾病及疑难杂症，对于治疗糖尿病提出"六重法"，即：首推问诊、舌分阴阳、六经辨证、脾肾之阳、健康宣教、减灶之计，彰显其特色及独特个性。

陈瑞春教授曾说："临床治病应当有法有方，无论是经方、时方都可以灵活应用。"不论经方、时方，以病人为出发点，尽可能解决病人的痛苦，为中医治病救人的最大益处。

余不才，乐为斯序。

七十三叟　黄仕沛

2018 年 6 月 1 日

黄仕沛，1945 年出生，广东南海县人。祖辈五世业医，其父黄继祖为广州市著名老中医，精于温病。黄仕沛 20 世纪 60 年代初就读于广州市中医学徒班，并随父侍诊学医。1965 年获得中医医师资格。1983 年起连任广州市越秀区中医院副院长、院长。2000 年被广州市政府授予"广州市名中医"称号。2004 年调任至广州市越秀区政协，任专职副主席。20 世纪 90 年代起"觉今是而昨非"，转而专攻仲景之学。临床上独尊经方，推崇"方证对应"，以大剂称著。

王 序

古人云：书如其人，文如其人。要给书做序，自当先看其人。刘志龙院长在经方界乃至中医界可谓大名鼎鼎，我常为南京中医药大学有这样的杰出校友而自豪。只可惜山水相隔，机缘未到，仅闻其声，未见其人。正应了"机会垂青于有准备的头脑"这句话，刘院长邀请我参加 2016 年 12 月的珠海经方大会。初窥其人，俨然貌也，瞿然身也，温文尔雅，举止大方，宽裕汪汪，不皎不昧；再听其论，理论娴熟，经验丰富，侃侃而谈，术如其人。这次会议，不仅使我眼界大开，收获满满，更重要的是，从此我迈入了久窥其门而未入的经方论坛。在此之前，我学经方、用经方、发扬经方，出过专著，得过奖，发表过 60 多篇相关文章，但那都是过去的事了。这十几年只在肿瘤治疗领域徘徊，出不来呀！此门一开，受众更加广泛。一孔之见，竟能浪得虚名，受到国内外同仁重视，少不了刘院长伯乐之功。

黎崇裕也就是在这次会议上认识的。常言说：不是一家人不进一家门。师门亦如是。气质、学问颇肖其师，同时还得到他的新书《一个青年中医之路》。一回到家，就让女儿好好学习。年龄相仿，差距咋就这么大呢？还好，功夫不负有心人，近期，第四届全国悦读中医活动评奖结果揭晓，女儿王欢的作品《青年中医成才之路——读黎崇裕〈一个青年中医之路〉有感》荣获"提名奖"。

中医师承，经过60多年的冷落，现在又重新受到了应有的重视。师承的论文不少，质量高的不多；师承出专著的不多，能全面系统总结提高的更少。我的弟子写的《中医抗癌进行时——随王三虎教授临证日记》虽然第三本就要出版，但和黎崇裕的这本《三年难得师承录》相比就显得零乱松散而不成体系，也缺乏这本书的深度与高度。今有机会先睹《三年难得师承录》，正好为我在深圳宝安中医院要承担3年制的师带徒工作提供了良好的范本。

本书的最大亮点是小题大做。以糖尿病为例，且不说开头部分的从医之路、学术之要中有关内容，在特色经验的一开始就首先详述了治疗2型糖尿病的"六重法"，其次分四个部分介绍治疗2型糖尿病的中医临床艺术，还列有不少常用的名家治糖验方和糖尿病泡茶方。医案部分的玉液汤治疗糖尿病及其皮肤病案内容详尽，新意频仍，名言叠出，读来颇有会心之乐。由于一气呵成，不留整理痕迹，理论与实践交融，竟不知哪些是刘院长的原创，哪些是作者的升华，拟或兼而有之，珠联璧合。

本书第二个亮点是不仅有师传篇，更有徒承篇。师传常有而徒承不常有。徒承篇中经方求真、临证验案、收获提高、师徒对谈等部分精彩纷呈，实力雄厚。看来不仅我的学生有了学习、模仿的模板，广大中医学子也将得到质朴厚重的知识美餐，可喜可贺。乐为之序！

王三虎

2018 年 5 月 16 日于深圳市宝安中医院

王三虎，医学博士，省级名中医。曾任第四军医大学教授，现为深圳市宝安中医院特聘专家、西安市中医院首席中医肿瘤专家，兼任世界中医联合会肿瘤经方治疗专业委员会副会长、欧洲经方学会顾问、瑞士华人中医学会顾问、美国加州中医药大学博士生导师等学术职务。先后招收、培养硕士研究生、师带徒 100 多人。主编、参编书籍 30 余部，其中 5 本专著畅销。近年多次在国内外成功举办经方抗癌学习班。2017 年获 "最具影响力中医人奖"。

● 目录

师传篇

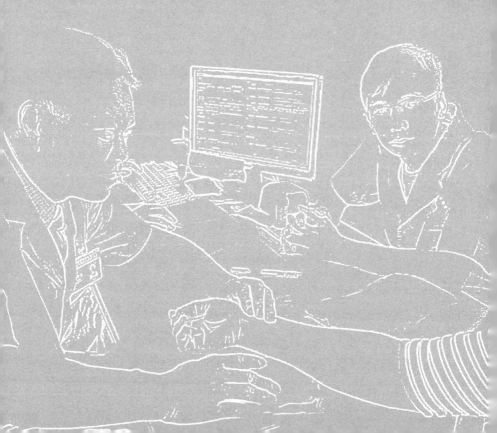

I 从医之路

这个月（2015 年 2 月）是师承的第一个月，本人作为刘志龙老师的学术继承人，很高兴有机会可以正式跟他学习，希望通过 3 年的学习，能够学到刘老师精湛的医术和高尚的医德。

早前就一直仰慕刘老师，当时我和刘老师同在黄煌经方沙龙网站，他的网名叫橘龙，我的网名叫黎小裕。刘老师经常发表一些有关经方、养生的帖子，我们在网上常有互动后，遂萌生了想跟刘老师学习的愿望。我和刘老师第一次见面是在 2011 年的南阳经方会议上，第一次参加经方学术会议的我，一切都懵懵懂懂，感到新奇。当时刘老师对我这个小辈爱护有加，让我深受感动。机缘巧合，我进入了珠海市第二人民医院莲花路门诊部刘敏如学术传承室，期间就利用休息时间跟随刘老师侍诊抄方。后来很荣幸地成了刘老师的学术继承人，这是刘老师对我学习和工作能力的肯定，同时也是给我的莫大鞭策。希望通过师承学习后，做好名中医学术经验的传承，并使自己的临床水平更上一层楼。

下面从五个方面谈谈我跟诊期间所了解到的有关刘志龙老师从医之路的片段，希望可以让大家进一步了解刘老师的人格魅力。

从《大医精诚》说起

《大医精诚》出自唐朝医家孙思邈的《备急千金要方·第一卷》，是中医学典籍中论述医德的一篇极重要文献，被誉为"东方的希波克拉底誓言"。刘志龙老师在大学期间读此文后在脑海里留下了深深的烙印，从而影响了他一辈子的从医生涯。

《大医精诚》中论述了有关医德的两个问题：一是医术精湛，即要求医生要有高超的医术，医术乃"至精至微之事"，学医之人须"博极医源，精勤不倦"；二是诚心救人，即要求医生要有高尚的品德修养，以"见彼苦恼，若己有之"般感同身受的心，策发"大慈恻隐之心"，进而发愿立誓"普救含灵之苦"，且不得"自逞俊快，邀射名誉""恃己所长，经略财物"。因此，刘老师在临床中时时刻刻都是以患者为主。

从医生脾气说起

每个人都是有自己的脾气，但是作为医生，一定要收敛自己的脾气。受《大医精诚》的影响，刘老师在临床中从来不发脾气，因为他觉得，人在承受病痛时是最无助的，用良好的语言与患者沟通，是建立医患信任、消除医疗纠纷的最好良药。因此作为一名医生一定要有爱心和同情心。他常对患者说的话就是"对不起，让你久等了""让你饿着肚子看病，不好意思"。很多患者听到这话总是一扫久等的焦虑，反而觉得是自己不好意思，耽误了医生的下班，让医生饿着肚子为自己看病。正所谓"良言一句三冬暖"，一句简单的"对不起"，可能就会给患者心灵上带来莫大的抚慰，让患者感受到医生的关爱。

对于心事重重的患者，刘老师则普及必要的心理减压方式和正确的人生观、价值观；而对于絮絮叨叨的患者，刘老师也总是巧妙地说，你的故事很精彩，我们下次再听你说，后面还有一大堆的患者等着，该让后面的人看病了，你看可以吗？这类病人往往一听就明白，立马带着歉意和感激离开。

我们觉得刘老师就像一个牧师，不但会看病，还会做心理辅导，打开患者的"心结"，成为患者身体和心理的修复工程师。

从"七毛钱的药方"说起

那是一个手癣患者，刘老师开了七毛钱的外用中药方让他泡手，当时徒弟们都"笑"刘老师：药钱还没挂号费贵。可没多久患者的手癣就痊愈了，对此《羊城晚报》曾以"他用七毛钱的药治好过病 他常开的药方只需几十元"为题进行过相关报道，并提到"使这些徒弟与他结缘的，有一个共同的平台——'岭南经方沙龙'论坛。这是他在网上创办的中医学术论坛，目前点击率已过十万。这里集结了岭南地区众多的经方医师，除刊载经方经典的理论、文摘外，经方爱好者们还可发表自己遇见的疑难杂症及诊治经验，相互交流，氛围极好"。

刘志龙老师在临床上经常教导学生要为病人着想，药方不要开太大、太贵，尽量不要增加患者的负担。有些疑难病需要用药多，能用便宜药就不用贵重药材，实在无法代替者考虑用药粉冲服，这样会便宜很多。

从"中医梦"说起

1988 年，刘志龙老师硕士研究生毕业，他要求到当地的附属医院当一名医生，可命运却阴差阳错地安排他留校当了一名教师。在当时，做高校教师无疑是一份既体面又稳定的好工作，但他却始终揣着"从医"的梦想。1994 年，他博士毕业，南京中医药大学又强烈要求他留校。但是，刘老师依然要圆他那个悬壶济世的"中医梦"，他费了九牛二虎之力终于来到珠海当了一名普通中医。20 多年过去了，刘老师有了多重身份：医学博士，教授，主任医师，博士研究生导师；全国第六批老中医药专家学术经验继承工作指导老师，广东省名中医，南粤最美中医，珠海市十大名医。兼任世中联古代经典名方临床研究专业委员会首任会长，世界中医药学会联合会糖尿病专业委员会常委，中华中医药学会脑病专业委员会常委，广东省中医药学会常务理事，广东省中医药学会经方临床研究专业委员会主任委员，广东省中医药学会脑病专业委员会副主任委员，广东省中西医结合学会糖尿病专业委员会副主任委员，珠海市中医药学会会长。然而，无论名片上的头衔如何更换，在刘老师的内心深处，从来没有把自己当成领导，始终觉得自己就只是一名普通医生，一个实现了"中医梦"的追梦人。

从业余时间说起

医生工作繁忙，业余时间少，但医生是一个需要不断学习和深造的职业，繁重的日常工作外，剩余少量的业余时间亦不可荒废。我们经常笑刘老师是"夜猫子"。因为那时他经常在凌晨一两点还在自己创办的"岭南经方沙龙"上答疑解惑和浏览学习。正是他这样不放过周末假期和夜间休息时间辛勤耕耘，所以才在实现了自己中医临床梦想的同时，还出版了10多部医学专著，完成各级科研课题20多项，在国家级、省级各类医学期刊上发表论文60多篇。他的事迹和学术思想在《中国当代医药杂志》《江苏中医药杂志》《南方都市报－名医栏目》《羊城晚报》《珠江晚报》、珠海电视台等均有专门报道。而且刘老师通过致力于推动纯中医治疗理论，旨在打造中医诊疗特色，突出中医的简、便、效、廉优势，特别是其以经方治疗糖尿病的突破以及运用中医药治疗各种疑难杂症的效果，在省内乃至全国产生了一定的影响。

Ⅱ 学术之要

学术思想与临床特色

　　刘志龙老师从事中医临床工作近 30 年，治学严谨，学验俱丰，其学术思想与临床特色粗浅归纳如下：

一、抓住"证眼"，见微知著

　　《左传·哀公十七年》云："诸侯盟，谁执牛耳？"刘老师亦云："用经方，谁执牛耳？无他，唯'证眼'尔！"刘老师认为，抓住"证眼"乃经方临床活用的最基本要素，可居经方活用的领导地位，可使经方深入浅出地运用于临床，使用者亦可达见微知著之境；抓住"证眼"，即掌握经方方证的证候特征，只要证候特征与经方方证相符，处方便可信手拈来，可不受后世创立的诸种辨证方法的限制，这是用好经方的一条捷径。

　　《伤寒论》中方证繁杂，易互相混淆，如何抓住"证眼"就成了最重要的一环。证眼的"眼"有眼目之意，此眼目乃画龙点睛之笔，"证眼"大部分可以用方证的主证来概括，但不完全等同于方证的主证，因为仲景所描述的特征性证候，有时往往并不在主证范围之内。以小柴胡汤为例，小柴胡汤的证眼是什么呢？

先看看小柴胡汤的"方证"。《伤寒论》第 96 条："伤寒五六日，中风，往来寒热，胸胁苦满，默默不欲饮食，心烦喜呕，或胸中烦而不呕，或渴，或腹中痛，或胁下痞硬，或心下悸、小便不利，或不渴、身有微热，或咳者，小柴胡汤主之。"涉及的主要症状有"寒热往来，胸胁满闷，默默不欲饮食，烦躁易怒，喜呕，口苦，咽干，目眩，口渴，咳，心下悸，腹满，小便不利；舌苔薄白，脉弦细或数，或脉沉紧"，有人归纳为少阳病八大证：往来寒热、胸胁苦满、心烦喜呕、默默不欲饮食、口苦、咽干、目眩、脉弦。

而刘老师在其编著的《100 首经方方证要点》中所提炼的小柴胡汤的证眼为："寒热往来，胸胁苦满，心烦喜呕"。同样地，刘老师认为其他方剂的"证眼"亦可归纳。如：

麻黄汤的证眼：无汗，脉浮紧；

桂枝汤的证眼：自汗，脉浮缓；

柴胡桂枝干姜汤的证眼：口苦，便溏，肝气不舒（肝区不适、胁痛、情绪不佳）；

半夏泻心汤的证眼：上呕，中痞，下利；

葛根汤的证眼：无汗，项背强几几；

五苓散的证眼：口渴，小便不利。

《伤寒论》101条："伤寒中风，有柴胡证，但见一证便是，不必悉具。凡柴胡汤病证而下之，若柴胡证不罢者，复与柴胡汤，必蒸蒸而振，却复发热汗出而解。"有柴胡证，但见一证便是，不必悉具。所以临床上，小柴胡汤的证眼除了"寒热往来，胸胁苦满，心烦喜呕"之外，刘老师认为脉弦也是证眼，休作有时也是证眼。而且刘老师特别强调："'但见一证便是，不必悉具。'不仅适用于小柴胡汤证，也适用于所有的经方方证，有是证眼便用其方。"

二、阐明药势，直达病所

肉桂与桂枝皆辛、甘，可温通经脉、散寒止痛，用于治疗寒凝经脉之痛经、闭经以及风湿痹痛等。但肉桂性热，气厚，主温中而止痛，且能下行而补肾阳，又可引火归原，常与附子同用，因而散寒止痛优于桂枝；而桂枝性条达，气薄，主上行而散表寒，走四肢而温通经脉，因而温通经脉胜于肉桂。刘老师认为，肉桂如一位老人，稳重厚实，药力直趋下焦，可引火下行，温肾中元阳，使上浮之龙潜归肾水，故临床见咽喉肿痛，只要是虚火所致者，不避"桂枝下咽，阳盛则毙"的说法，依旧使用肉桂并取得良好效果；桂枝如一位年轻小伙子，活力四射，善走肌表，温分肉，可达解表祛寒之功。再如枳实，量少则下走肠胃，可破结实、消胀满；量大则上走清窍，可补中益气，有治疗内脏下垂之功。

例案：刘某，女，37岁。2016年6月14日初诊。

患者自诉头痛2年余。2年多前，患者在加拿大生小孩后没有像国内产妇一样坐月子，反而是产后食用冰冻之品，此后患者一直出现头痛至今。这次回国慕名前来刘志龙老师处就诊。患者形体中等，面色偏青暗，其头痛集中在颠顶部位，且呈跳跃性、游走性疼痛，手足不温，无口干口苦，小便正常，大便偏稀，舌淡苔黄白润，脉细弦。

辨为厥阴头痛，头痛乃因血虚肝寒所致。处方用吴茱萸汤合当归四逆汤化裁。

吴茱萸 10g，潞党参 10g，生姜片 10g，大红枣 10g，全当归10g，桂枝尖 10g，北细辛 10g，杭白芍 30g，白通草 10g，炙甘草10g，正川芎 15g，7 剂。水煎服，日 1 剂。

二诊（2016 年 6 月 21 日）：患者就诊时喜笑颜开，说 2 年之病一周而愈，自己都觉得有点不太相信。现头痛已除，疲倦乏力，汗多不恶寒，大便偏稀，舌淡苔黄白润，脉弦。产后气血不足，此时血虚已复，气虚露出端倪，故而改用补中益气汤加浮小麦调理善后。

按：《难经》曰："三阳经受风寒，伏留而不去，则名厥头痛。"此乃言三阳之经上于头，因而头痛多属三阳经。然而阴病亦有头痛。太阴、少阴二经之脉，皆上至颈胸中而还，不上循头，惟厥阴之脉，循喉咙之后，上入颃颡，连目上出额，与督脉会于颠，病亦有头痛。因而，刘老师以产后头痛位置为颠顶处、手足不温、脉细弦为证候要素，辨为吴茱萸汤合当归四逆汤方证，用此合方化裁而得效。王好古云："冲脉为病，逆气里急，宜以（吴茱萸）主之。

故仲景吴茱萸汤、当归四逆汤方治厥阴病温脾胃，皆用此也。"《本经逢源》曰："吴茱萸气味俱厚，阳中之阴。其性好上者，以其辛也；又善降逆气者，以味厚也。"故而此案中，刘老师借吴茱萸之药势上达颠顶，且降逆气里急而获良效。

三、经方时方，辨证为本

刘志龙老师在2000年以前临床用方以时方为主，虽然亦偶用经方，但解析用方思路还是时方思维。如刘老师早年写的一篇文章：

患者，男，40岁。因下班回家途中遭雨淋受凉，当晚腹痛腹泻，大便呈稀黄水样，一夜10余次，不发烧，不呕吐。舌苔白腻，脉紧。辨证寒湿困脾，分清泌浊失职，水流大肠。治当温脾胃，利水湿。以五苓散加减。

桂枝10g，白术10g，茯苓10g，泽泻15g，炒车前子10g。

服上药1剂后大便次数明显减少，再服2剂，腹泻痊愈。

按：治泻之法甚多，温阳、健脾、燥湿、涩肠均可依证而施。本案则是以淡渗利湿、分利小便为治的一个成功案例。患者因湿起病，因此治不能离"湿"。湿在人体，有生理之湿和病理之湿之分，"饮入于胃，游溢精气，上输于脾。脾气散精，上归于肺，通调入道，下输膀胱。水精四布，五经并行。"这是讲生理之湿；如果感受外界水湿，寒湿之邪，或脏腑本身功能失调，水湿的正常代谢障碍，就会产生病理的湿而致病。患者感受外界湿邪后，水湿内困脾胃，影响脾胃"分清泌浊"功能，大量水液混入肠道，便成腹泻。治疗上，从病理机制着眼，应该加强脾胃功能，增加小便量，使水湿从小便排出，腹泻也就治愈了。中医称之为"利小便实大便"，还强调："治湿不利小便，非其治也。"此法的代表方剂是《伤寒论》五苓散。方中重用泽泻为君，取其甘淡性寒，直达膀胱、利水渗湿；臣以茯苓、猪苓之淡渗，增强利尿之功；白术有健脾胃、利水湿之效，桂枝则助膀胱气化，可强化利尿作用。临证运用时可加炒车前子、生姜等，无非是加强健脾利湿功效。有一医院用单味车前子炒焦研粉，每日3次，每次6g，治疗湿性腹泻，疗效可达91.3%。叶天士《临证指南医案》中有类似一案，可供赏析："邹，湿伤泄泻，小便全少，腹满欲胀，舌白不饥。病在足太阴脾，宜温中佐以分利。生茅术、厚朴、草果、广皮、茯苓、猪苓、泽泻、炒砂仁。"

2000年后刘老师受黄煌教授的影响，开始注重以经方为主。如受《伤寒论·辨厥阴病脉证并治》"手足厥寒，脉细欲绝者，当归四逆汤主之"这一条文的启发，他用当归四逆汤治疗糖尿病周围神经病变，通过观察发现当归四逆汤能增强神经传导速度，改善临床症状，优于单纯西药治疗。但刘老师在运用经方的同时，并不避时方，而是以辨证为本，以疗效为目的。如运用翻白草治疗糖尿病，运用药茶治疗糖尿病，活用张锡纯的玉液汤治疗糖尿病属气阴两虚者，把蚕茧、蜂房等作为糖尿病患者的免疫调节剂等，都取得了良好的效果。

　　刘老师认为时方辨证与经方辨证有明显的区别：时方辨证是把一个病分成若干个证型，需要临床医生经过抽丝剥茧，把患者的临床表现归纳成为某一类证型，辨清楚证型后才能确定相应的治法，而后才会有相应的选方，然而此时选方是可以多选的，并非是唯一的答案。而经方辨证则是辨别一个个方证，在临床上只要把患者的症状和方证进行准确的对应，或遵仲景原文或抓主证，这个方就出来了，不需要像时方辨证一样需要一个繁杂的辨证分析过程，经方辨证简便高效。当然时方里面亦有方证明确者，如温胆汤、逍遥散、五积散等，因此刘老师临证虽然善用经方，但同时也不避时方，常经方、时方合用而获佳效。

四、擅长守法，灵活变方

　　刘志龙老师临床擅长用经方治疗各种内科杂病，尤其善用经方治疗糖尿病、脑血管疾病及疑难杂症。2 型糖尿病患者在其门诊中较为多见，因糖尿病体质改变和所有指标达标是一个漫长的过程，为了让患者不至于对处方产生异议，刘老师擅长守法，但处方却灵活多变。每次患者来复诊，看似处方不同，其实理法皆未变，实乃刘老师之精心处置，以求患者心理安稳，让患者感觉医者每次都能耐心细致处方用药而心甘情愿长期服药。刘老师对于首次接诊的 2 型糖尿病患者都会明确告知"糖尿病减灶之计"：以一年为一个疗程，最初 3 个月每天一剂药，如果病情稳定，血糖逐渐下降，则减为 3 个月每两天一剂药，然后逐渐变为 3 个月每 3 天一剂药，3 个月每 7 天一剂药，直到彻底停药为止。因刘老师用经方治糖尿病服药时间长，故人称"刘百剂"。

例案：李某，男，53 岁。2016 年 1 月 5 日初诊。

主诉：发现糖尿病 7 个月。去年 6 月份体检发现糖尿病，现口服盐酸二甲双胍片（1 天 3 次，1 次 0.5g）控制血糖，血糖控制不稳定，近期餐后 2 小时血糖波动在 8.4～16.3 mmol/L，空腹血糖波动在 6.2～6.8 mmol/L，另口服苯磺酸氨氯地平片（1 天 2 次，1 次 5mg）以及酒石酸美托洛尔片（1 天 2 次，1 次 25mg）控制血压，血压控制稳定。现疲倦乏力，大便不成形，夜间咽部有痰，喜抽烟喝酒，舌淡苔黄厚腻，脉弦滑。无药物以及食物过敏史。抽血检查显示餐后 2 小时血糖 13.76 mmol/L，糖化血红蛋白 5.5%。

诊断：脾瘅（气阴两虚型）。治当益气健脾，固肾滋阴，方用玉液汤化裁。

生黄芪 30g，怀山药 50g，鸡内金 15g，粉葛根 100g，生苍术 30g，醋乌梅 30g，熟附子 10g，川黄连 10g，上肉桂 5g，淡干姜 6g，西洋参 15g，14 剂。每日 1 剂，水煎服，分 2 次温服。

以此方为主随证加减，至 2016 年 6 月 14 日复诊，已停用降糖的西药，中药 2 天服用一剂，患者对此结果较为满意。

按：玉液汤是刘志龙老师临床治疗糖尿病的一张常用方，多用于苔黄、脉弦滑或弦数的糖尿病患者，对于改善症状有非常明显的效果。临床上刘老师常结合六经辨证来合方，如有太阳病证则合桂枝汤，有阳明病证则合白虎加人参汤，有少阳病证则合小柴胡汤，有太阴病证则合附子理中汤，有少阴病证则合真武汤，有厥阴病证则合乌梅丸，不受后世"三消"辨治的限制，而是根据舌脉以及症状消息化裁之。

少阴病八法探析

少阴病用温法已属约定俗成之见，但中医常用的治法有"八法"，故本文从中医八法角度对《伤寒论·少阴病篇》相关内容进行分析探讨，归纳总结得出少阴病篇的十九方中麻黄细辛附子汤、麻黄附子甘草汤属汗法；大承气汤属下法；白通汤、白通加猪胆汁汤、通脉四逆汤、四逆散属和法；桃花汤、吴茱萸汤、四逆汤属温法；黄连阿胶汤、甘草汤、桔梗汤属清法；附子汤、苦酒汤、半夏散及汤、真武汤属消法；猪肤汤、猪苓汤属补法。少阴篇中虽未见吐法之方剂，但也有相关的条文论述，我们补充少阴篇吐法所用之方，从而使少阴病八法完备。冀此能提高大家扩展临证用方的思路。

一、少阴病提纲

少阴病提纲为："少阴之为病，脉微细，但欲寐。"传统中医认为少阴属心肾两脏，心主血，属火；肾藏精，主水。病则心肾两虚，阳气衰微，无力鼓动血行则脉微，阴虚则脉细；心肾阳虚，阴寒内盛，神失所养，则但欲寐。若临床见脉微细，但欲寐，则表明少阴之阳已虚，就应给予温阳之治，才能避免阳气衰亡之危^[1]。因此少阴病用温法也就成了理所当然的共识。少阴病篇难道真的就仅仅只有温法一途吗？

二、中医八法

中医治法中具有代表性、概括性的当属清代医家程钟龄《医学心悟》之"八法"。即所谓："论病之源，以内伤、外感四字括之；论病之情，则以寒、热、虚、实、表、里、阴、阳八字统之；而论治病之方，则又以汗、和、下、消、吐、清、温、补八法尽之。"

三、少阴病八法

"八法"高度概括了中医的治法，故而笔者亦从八法来探讨《伤寒论》少阴病篇的用方。

《伤寒论》少阴病篇共有十九方，分别为：麻黄附子细辛汤、麻黄附子甘草汤、黄连阿胶汤、附子汤、桃花汤、吴茱萸汤、猪肤汤、甘草汤、桔梗汤、苦酒汤、半夏散及汤、白通汤、白通加猪胆汁汤、真武汤、通脉四逆汤、四逆散、猪苓汤、大承气汤、四逆汤。仔细分析这 19 方可以发现，其实少阴病中"八法"已基本具备。

---

[1] 李培生，成肇仁．伤寒论［M］.2 版．北京：人民卫生出版社，2016：432.

1. 汗法

汗法是通过开泄腠理、调畅营卫、宣发肺气等作用，使在表的外感六淫之邪随汗而解的一类治法。

少阴病虽有不可汗之说，但不可汗实指少阴里证禁用发汗之法，如第 285、286 条，而发汗是治疗表证的大法，故少阴病兼表证时用汗法乃理所当然之事。不仅仅只有太阳病可用汗法，六经病皆可用汗法。少阴病篇中麻黄细辛附子汤与麻黄附子甘草汤就是汗法的典型代表：

第 301 条："少阴病，始得之，反发热脉沉者，麻黄细辛附子汤主之。"

第 302 条："少阴病，得之二三日，麻黄附子甘草汤微发汗。以二三日无证，故微发汗也。"

麻黄附子细辛汤是攻表发汗、温经扶阳之剂，仲景用于治疗发热而又脉沉的感寒证，以附子扶阳，细辛通阳，麻黄解表。少阴病为阳气虚寒证，本不应当发热，若初起而反发热，是兼有表证，故用麻黄细辛附子汤温阳解表。

而第 302 条仲景则明确指出其治法是"微发汗"，说明少阴病是可用汗法的，只不过不能"发大汗"，需"微发汗"。由此可见，麻黄细辛附子汤与麻黄附子甘草汤应该是少阴病篇中的汗法之方。

2. 吐法

吐法是通过涌吐的方法，使停留在咽喉、胸膈、胃脘的痰涎、宿食或毒物从口中吐出的一类治法。

少阴病篇虽未见吐法之方剂，但有相关条文的论述。如《第324条："少阴病，饮食入口则吐，心中温温欲吐，复不能吐。始得之，手足寒，脉弦迟者，此胸中实，不可下也，当吐之。若膈上有寒饮，干呕者，不可吐也，当温之，宜四逆汤。"

原文中明确提出治法为"当吐之"。"少阴病，饮食入口则吐，心中温温欲吐，复不能吐"，这是少阴阴寒上逆的证候，但并不是绝对的，此条条文就对此进行了具体的辨证。

一则"始得之，手足寒，脉弦迟者，此胸中实，不可下也，当吐之"。如果刚开始发病的时候，就见到手足寒冷，可脉象弦迟，那可能是邪阻胸中的实证。胸中阳气被实邪所阻，不得布于四肢，故手脚寒凉；邪结阳郁，故脉象弦迟。实邪在上，不可攻下，应该因势利导，"其高者，因而越之"，故原文曰"当吐之"，可用瓜蒂散。

一则"若膈上有寒饮，干呕者，不可吐也，当温之，宜四逆汤"。此时虽然寒饮在膈上，但其实根源在于脾肾阳虚，不能化气布津而津液停聚，此时用吐法就不适合了，而是应该用当归四逆汤温运脾肾之阳以化寒饮，阳气复则饮自化，而病自愈。

3. 下法

下法是通过泻下、荡涤、攻逐等作用，使停留于胃肠的宿食、燥屎、冷积、瘀血、结痰、停水等从下窍而出，以祛邪除病的一类治法。

下法其实是少阴病篇的常用方法，教科书素有"少阴三急下证"之说。

第 320 条："少阴病，得之二三日，口燥咽干者，急下之，宜大承气汤。"

第 321 条："少阴病，自利清水，色纯青，心下必痛，口干燥者，可下之，宜大承气汤。"（可下之，《玉函经》作"急下之"）

《伤寒论》第 322 条："少阴病，六七日，腹胀，不大便者，急下之，宜大承气汤。"

第 320 条是燥实伤津，真阴将竭，治当急下；第 321 条是热结旁流，火炽津枯，法当急下；第 322 条是肠腑阻滞，土实水竭，治当急下。刘老师运用此方则以痞、满、燥、实、坚为辨证要点。

4. 和法

和法是通过和解或调和的方法，使半表半里之邪，或脏腑、阴阳、表里失和之证得以解除的一类治法。

"八法"之中，和法的应用最广，而小柴胡汤又是和法中最精炼的代表方。其药物虽仅 7 味，却是寒热并用、补泻合剂的组方典范，不仅对外感病可收表里双解之功，而且对内伤杂病也有协调和解之效。少阴病篇虽然未见使用小柴胡汤，但亦有和解之剂，如宣通上下的白通汤；破阴回阳，宣通上下，咸苦反佐，兼以益阴的白通加猪胆汁汤；通达内外的通脉四逆汤；调和肝脾的四逆散等。

第 314 条："少阴病，下利，白通汤主之。"传统认为此方是阴盛戴阳证的证治；其病机为阴盛于下，格阳于上；其证候特点为周身恶寒，面部独赤。但原文并未提及面赤以及戴阳，实乃后人据方中主药测证而得出来的证名，主要是用于区别格阳证。根据第317条通脉四逆汤方后加减法有"面色赤者加葱九茎"，因而推知白通汤证中必有面赤；根据第315条"下利脉微"，而知本证也必然是脉微，下利脉微是阴盛于下，面赤是格阳于上，所以称之为戴阳证，故用白通汤宣通上下，而沟通上下谓之和，故此方亦应是和法之方。

第315条："少阴病，下利脉微者，与白通汤。利不止，厥逆无脉，干呕烦者，白通加猪胆汁汤主之。服汤，脉暴出者，死；微续者，生。白通加猪胆汤。"此方是少阴病篇中和法的代表方。成无己在《注解伤寒论·辨少阴病脉证并治》中云："少阴病，下利，脉微，为寒极阴盛，与白通汤复阳散寒。服汤利不止，厥逆无脉，干呕烦者，寒气太甚，内为格拒，阳气逆乱也，与白通加猪胆汁汤以和之。""白通加猪胆汁汤以和之"，直接表明了此方亦是和法之剂。章虚谷在《伤寒论本旨·少阴篇》则曰："下利脉微，与白通汤温脉升阳，而利不止，反厥逆无脉者，中气已败，阴阳格拒，故脉道不通，又干呕而烦，加猪胆汁、童便，反佐苦寒引阳药入阴，以交通阴阳之气。盖胆汁属少阳，童便入少阴，而少阳、少阴皆为枢，运其枢，使表里阴阳之气旋转从和，而制方之妙如有此。"也明确指出此方具有"交通阴阳之气"之功，可使气机旋转从和，从而具有和解之功。

第317条："少阴病，下利清谷，里寒外热，手足厥逆，脉微欲绝，身反不恶寒，其人面色赤，或腹痛，或干呕，或咽痛，或利止脉不出者，通脉四逆汤主之。"这里"里寒外热"是少阴病阴盛格阳证的病机与证候特点，指的是内真寒而外假热，少阴阳气大虚，阴寒内盛，故见下利清谷、手足厥逆、脉微欲绝等里寒证，虚阳被阴寒之邪格拒于外，故又见身反不恶寒、面色赤等外热证，用通脉四逆汤通达内外，沟通表里，是谓和法。

如上述和法之剂还得不到大家的认可，那么四逆散作为少阴病篇的和解之剂，应该没有人反对吧？

第318条："少阴病，四逆，其人或咳，或悸，或小便不利，或腹中痛，或泄利下重者，四逆散主之。"

凡少阴病四逆，大都属阳气虚寒，但也有阳气内郁不能外达者，如四逆散主治。方中枳实宣通胃络，芍药疏泄经络血脉之滞，甘草调中，柴胡启达阳气而外行，阳气通而四肢即温。本方为调和肝脾之祖方，用治肝脾不调，后世逍遥散就是由此方合当归芍药散化裁而来。

5. 温法

温法是通过温里祛寒的作用，以治疗里寒证的一类治法。

少阴病篇吴茱萸汤、桃花汤、四逆汤属于温法的范畴。

第306条："少阴病，下利便脓血者，桃花汤主之。"第307条："少阴病，二三日至四五日腹痛，小便不利，下利不止，便脓血者，桃花汤主之。"

赤石脂其色赤白相间，别名桃花石，加之本方煎煮成汤，其色淡红，鲜艳犹若桃花一般，故称桃花汤。本方以重涩之赤石脂为主药，入下焦血分而固脱；干姜之辛温，暖下焦气分而补虚；粳米之甘温，佐以上二药而健脾和胃，合之而为脾肾阳衰、下焦不能固摄所致下利证之特效方，有温中固脱、涩肠止利作用。汪苓友在《伤寒论辨证广注·中寒脉证》云："此条乃少阴中寒，即成下利之证。下利便脓血，协热者多，今言少阴病下利，必脉微细，但欲寐，而复下利也。下利日久，至便脓血，乃里寒而滑脱也。"指出此方乃是用于"里寒而滑脱也"，故而桃花汤是温里祛寒之剂，属于温法范畴。

第 309 条："少阴病，吐利，手足逆冷，烦躁欲死者，吴茱萸汤主之。"成无己在《注解伤寒论·辨少阴病脉证并治》中云："吐利，手足厥冷，则阴寒气甚；烦躁欲死者，阳气内争。与吴茱萸汤，助阳散寒。"显然此方也是少阴病篇温法方剂之一。

第 323 条："少阴病，脉沉者，急温之，宜四逆汤。"这里仲景明确提出用温法。《医宗金鉴·订正仲景全书·伤寒论注·辨少阴病脉证并治》进一步阐释云："少阴病，但欲寐，脉沉者，若无发热、口燥之证，则寒邪已入其脏，不须迟疑，急温之，以四逆汤消阴助阳可也。"

6. 清法

清法是通过清热、泻火、解毒、凉血等作用，以清除里热的一类治法。

少阴病篇黄连阿胶汤、甘草汤和桔梗汤应该都属于清法的范畴。

第 303 条："少阴病，得之二三日以上，心中烦，不得卧，黄连阿胶汤主之。"《医宗金鉴·订正仲景全书·伤寒论注·辨少阴病脉证并治》注云："少阴病，得之二三日以上，谓或四五日也。言以二三日，少阴之但欲寐，至四五日，反变为心中烦而不得卧，且无下利清谷、咳而呕之证，知非寒也；是以不用白通汤，非饮也；亦不用猪苓汤，乃热也。故主以黄连阿胶汤，使少阴不受燔灼，自可愈也。"明确指出用黄连阿胶汤"乃热也"，因此黄连阿胶汤应属于清法之剂，用以清热为主。

第 311 条："少阴病，二三日，咽痛者，可与甘草汤，不差，与桔梗汤。"唐容川《伤寒论浅注补正·辨少阴病脉证并治》注云："此咽当红肿论，故宜泻火以开利，以甘草缓之、引之，使泻上焦之火，而生中焦之土，则火气退矣。近有硼砂能化痰清火，为治喉要药，其味颇甘，即甘草汤意也。服之不差，恐壅塞未去也，故加桔梗开利之，后人用针刀放血，即是此意。"此方可泻火以开利，因此也是清法之剂。

7. 消法

消法是通过消食导滞、行气活血、化痰利水、驱虫等方法，使气、血、痰、食、水、虫等渐积形成的有形之邪渐消缓散的一类治法。

少阴病篇中的附子汤、苦酒汤、半夏散及汤、真武汤属于消法的范畴。

第 304 条："少阴病，得之一二日，口中和，其背恶寒者，当灸之，附子汤主之。"。第 305 条："少阴病，身体痛，手足寒，骨节痛，脉沉者，附子汤主之。"后世医家常用此方驱寒除湿治疗各种痛证，故而此方也属于消法之范畴，乃属于祛除水湿内停之剂。

第 312 条："少阴病，咽中伤，生疮，不能语言，声不出者，苦酒汤主之。"此方具有清热涤痰、敛疮消肿之功，乃属于消法的范畴。尤在泾《伤寒论贯珠集·少阴篇》曰："少阴热气，随经上冲，咽伤生疮，不能语言，音声不出，东垣谓少阴邪入于里，上结于心，与火俱化而克金也，故与半夏之辛，以散结热止咽痛；鸡子白甘寒入肺，清热气通声音；苦酒苦酸，消疮肿散邪毒也。"

第 313 条："少阴病，咽中痛，半夏散及汤主之。"半夏散及汤具有散寒通咽、涤痰开结之功，符合消法的范畴，乃是消法中的化痰之剂。程知《伤寒经注·少阴篇》云："少阴病，其人但咽痛，而无烦渴、心烦、不眠诸热证，则为寒邪所客，痰涎壅塞而痛可知。故以半夏之辛温涤痰，桂枝之辛热散寒，甘草之甘平缓痛。"

第 316 条："少阴病，二三日不已，至四五日，腹痛，小便不利，四肢沉重疼痛，自下利者，此为有水气。其人或咳，或小便利，或下利，或呕者，真武汤主之。"后世虽然把真武汤作为一个温补肾阳的处方，但是仲景原意是因其"有水气"，用真武汤温肾阳，利水气，且以利水气为主。张璐《伤寒缵论》曰："真武汤方本治少阴病水饮内结，所以首推术、附，兼茯苓、生姜，运脾渗水湿为务，此人所易明也。至用芍药之微旨，非圣人不能。盖此证虽曰少阴本病，而实缘水饮内结，所以腹痛自利，四肢疼重，而小便反不利也。若极虚极寒，则小便必清白无禁矣，安有反不利之理哉！则知其人不但真阳不足，真阴亦已素亏，若不用芍药固护其阴，岂能胜附子之雄烈乎？即如附子汤、桂枝加附子汤、芍药甘草附子汤，皆芍药与附子并用，其温经护荣之法，与保阴回阳不殊，后世用药，能获仲景心法者，几人哉？"

8. 补法

补法是通过补益人体气血阴阳，以主治各种虚弱证候的一类治法。补法的目的，在于通过药物的补益，使人体气血阴阳虚弱或脏腑之间的失调状态得到纠正，复归于平衡。

少阴病篇中的猪肤汤、猪苓汤属于补法的范畴。

第310条："少阴病，下利，咽痛，胸满，心烦，猪肤汤主之。"方中猪皮甘凉，含蛋白质、脂肪、胶质等，尤以胶质多，可滋阴益血，滋润皮肤；白蜜甘凉，滋阴润燥，调脾胃，通三焦，泽肌肤；米粉调和诸药。故而此方具有滋肾润肺、补脾止利之功，乃属于补法之剂。《伤寒论今释》亦云："猪肤汤……润滑而甘，以治阴虚咽痛，其咽当不肿，其病虽虚而不甚寒，非亡阳之少阴也。"猪肤汤临床使用不方便，可以用养阴清肺汤、麦门冬汤等加减代之。

第319条："少阴病，下利六七日，咳而呕渴，心烦不得眠者，猪苓汤主之。"猪苓汤证属阴虚而水湿内停，故猪苓汤属于补法之剂。此方用猪苓、茯苓、泽泻淡渗利水，阿胶滋润养阴，滑石能清热、渗湿利窍，荡涤六腑而无克伐之弊。合之清热泻火而不伤阳，利水渗湿而不伤阴。

小结

少阴病篇中少阴病治疗八法简单归纳如下：

汗法：麻黄细辛附子汤、麻黄附子甘草汤。

吐法：未见吐法之方剂，但是有相关的条文论述。

下法：大承气汤。

和法：白通汤、白通加猪胆汁汤、通脉四逆汤、四逆散。

温法：桃花汤、吴茱萸汤、四逆汤。

清法：黄连阿胶汤、甘草汤、桔梗汤。

消法：附子汤、苦酒汤、半夏散及汤、真武汤。

补法：猪肤汤、猪苓汤。

上述八法，适用于少阴病中的各种证候。少阴病篇中病情比较复杂，故而用单一温法不足于指导经方临床运用，正如程钟龄《医学心悟》中说："一法之中，八法备焉；八法之中，百法备焉。"因此，临证处方，必须针对少阴病中的具体病证，灵活运用八法，使之切合病情，方能收到满意的疗效。

（本文由刘志龙老师和笔者一起撰写，原文发表于《中医药临

床杂志》2017 年 11 月第 29 卷第 11 期，第 1814 ～ 1817 页）

从小柴胡汤谈经方临床活用的七大准则

经方即《伤寒论》《金匮要略》方。经方药味少而精，历代诸贤对其出神入化的微妙之处研究至深，使经方长盛不衰，至今仍有效地指导临床。本文拟通过小柴胡汤来阐述经方临床活用的七大准则，希望对临床有所裨益，有所启发。

一、抓"证眼"

"证眼"，即辨证要点，它集中地反映了疾病的病因病机，抓住"证眼"后可不受后世创立的诸种辨证方法的限制，且可达执简驭繁之境。小柴胡汤证繁杂，义易与六经病篇其他方证相混淆，如何抓其"证眼"就成为临床活用的首要环节。

小柴胡汤的"证眼"是什么？部分医家认为是口苦、咽干、目眩，其实这是少阳病的主证，和小柴胡汤证不能等同。少阳病是一个病，多为外邪侵犯少阳，邪在半表半里，枢机不利，而小柴胡汤证只是少阳病的一个部分或者一类证候表现。太阳主开，阳明司合，少阳为枢。少阳者，主一身气机之升降，升而不能升，宣泄不及则郁而化热，故而口苦；火热熏灼肺金，当降而不能降，是以咽干；正气已衰，升降失常，于是目眩，是以少阳之为病，多见口苦、咽干、目眩。少阳病的临床表现比较复杂，除提纲证外，还包括了《伤寒论》中小柴胡汤证、大柴胡汤证、柴胡桂枝汤证、柴胡加芒硝汤证、柴胡桂枝干姜汤证和柴胡加龙骨牡蛎汤证等的部分证候。

小柴胡汤证多由太阳病或其他病变失治、误治而来。伤寒五六日后，"血弱、气尽，腠理开，邪气因入，与正气相搏，结于胁下"，出现一系列证候。因此，小柴胡汤证除了少阳病的"口苦、咽干、目眩"提纲证外，还有"往来寒热，胸胁苦满，默默不欲饮食，心烦喜呕"四大症，和"或胸中烦而不呕，或渴，或腹中痛，或胁下痞硬，或心下悸、小便不利，或不渴、身有微热，或咳"七个或然症。

故而笔者提炼小柴胡汤的"证眼"是：寒热往来，胸胁苦满，心烦喜呕。主要症状为寒热往来，胸胁满闷，默默不欲饮食，喜呕，烦躁易怒，口苦，咽干，目眩，口渴，咳，心下悸，腹中满，小便不利；舌苔薄白，脉弦细或数，或脉沉紧。

二、辨体质

黄煌老师的经方体质学说认为，辨别体质之时即在辨证论治，然后再根据患者的具体情况来辨别具体的方证和用药。而体质的辨证也不只是根据形体，而是结合患者的现病史、既往史、家族史、年龄特点及伴随症状等全面分析，而其中的病因病机辨证等其实都已经揉入在了最后的处方中[1]。通过体质辨证来使用小柴胡汤可以确保用方的安全性及有效性，那小柴胡汤体质是怎么样的呢？

小柴胡汤体质：体型中等或偏瘦，面色微黯黄，或夹青，缺乏光泽，肌肉偏紧；四肢清冷；主诉以自觉症状为多；对气温、气压等外界环境的变化敏感，情绪波动较大，食欲易受情绪的影响；胸胁部憋闷感或有压痛，易恶心呕吐；女性月经周期不准，经前多见胸闷、乳房胀痛结块等[2]。

三、循经络

《灵枢·经别》云："夫十二经脉者，人之所以生，病之所以成，人之所以治，病之所以起，学之所始，工之所止也。粗之所易，上之所难也。"一语道破了经络既是入门之径，又是终极目标。

小柴胡汤之"和法"，有三焦生理与病理为其所本。所谓少阳一系，统隶手足两条经脉，分别内属三焦与胆。虽然胆之经脉也循身侧，但毕竟经脉在外，部位表浅，不足以胜任内外转枢之职，唯有少阳三焦，位居躯壳之内，脏器之外，一腔之大腑；其外应腠理，内邻诸脏，故离表未远，入里未深，正当表里出入之地带，适具内外转枢之机巧，因此少阳才有"病主半表半里，治在内外分解"的特点。同时，三焦既为通调行水之道，又为游行相火之腑，同具水火两性，因此少阳才有"为病寒热夹杂，治须寒温并调"的特点。另外，三焦既是协助水谷传化之腑，又为元气之别使而司元真之敷布，因此少阳才有"病易虚实相间，治有攻补兼施"的特点[3]。

而小柴胡汤的主治病位在"胸胁",临床所见肝、胆、胰腺、肺、胸膜、乳房等疾病多表现为胸胁的不适。黄煌老师认为,临床上应该将胸胁的概念拓宽,诸如甲状腺、胸锁乳突肌、耳颞部等头颈部的两侧、少腹部、腹股沟等都可以作为广义上的胸胁,并称为"柴胡带"。通过循经络无疑可以大大扩宽小柴胡汤临床活用的范畴。

四、悟症状

《伤寒论》因年移代隔,原书内容散失甚多,故而临床对于书中症状的解读很重要,可以扩展,可以外延,如死守方证对应,会导致临床很多方子无法广用。如黄煌老师对于小柴胡汤主证之"寒热往来"解读如下:所谓"寒热往来",包括三种情况:其一,指患者发冷发热持续较长时间。这种发冷发热,多指体温不正常。往来寒热,即比较长时间的体温不正常。其二,指一种寒热交替感。这纯粹是患者的自我感觉,即或忽而恶风怕冷,肌肤粟起,忽而身热而烦;或心胸热而四肢寒,或上部热而下体寒,或半身寒,半身热。其三,是一种过敏状态。这是在第二种情况上的推延,即对湿度、气压、光照、气候、居住环境、音响、气味的过敏,乃至心理的过敏。由此带来患者肉体和心理的种种不适。"往来"也有特殊意义:其一,指疾病呈迁延性,病程呈慢性化。其二,指有节律性,或日节律,或周节律,或月节律。其三,指没有明显的节律,时发时止,不可捉摸。对具有"往来""休作有时"特征的疾病,

中医常使用柴胡类方。如清代名医费伯雄曾用含有柴胡的处方治疗
1例隔日彻夜不眠的奇症（《医醇賸义》），岳美中先生用小柴胡汤治
愈每日正午全身无力的小儿，都是以"往来"与"休作有时"为辨
证依据的[4]。

　　而小柴胡汤的另一个主证"胸胁苦满"，有两种情况：一是指
患者有自觉的胸膈间的满闷感和胁肋下的气胀感。二是指他觉的胸
胁部的硬满、肿块等，如沿肋弓的下端向胸腔内按压，医生指端有
抵抗感，患者也诉说该部有胀痛不适感。对胸胁苦满，还有两点要
强调：第一，胸胁的部位可作适当延伸，如头面、肩颈、身体两侧
的疼痛、肿块等，也可归属于胸胁苦满的范畴；第二，胸胁苦满的
"苦"字，除表示患者胸胁部的不适感比较明显或持久化以外，还
指患者的心理处在一种抑郁痛苦的状态[5]。

五、参表里

　　《伤寒论》中有关小柴胡汤证条文共有20条（《辨可发汗病脉
证并治》及《辨发汗吐下后病脉证并治》重复条文不计算在内），
其中只有2条在少阳病篇，其他18条均散在于其他病篇之中，如
太阳病篇有12条，阳明病篇有4条，厥阴病篇及阴阳瘥后劳复病
篇各1条。从中可以看出小柴胡汤适用范围广（太阳、少阳、阳
明、厥阴、瘥后劳复），使用时间跨度长（四五日、五六日、七八
日、十日以去、十余日、十三日不等），或然证最多（达七个）。在
《伤寒论》中，有关本方及化裁方的记载，其所占的篇幅比较其他

方剂，都要大得多[6]。但作为少阳病主方的小柴胡汤，在少阳病篇中却只有 2 条条文，而在太阳病篇的条文最多，阳明病篇中次之，所以小柴胡汤临床运用时一定要注意参表里，正所谓"《伤寒论》弄清深浅即可，因为伤寒深则深不可测，浅则浅在皮毛"，通过《伤寒论》原文（包括《金匮要略》原文）可以发现其实小柴胡汤可主治以下病症：①太阳与少阳合病，以少阳为主；②太阳与阳明合病，热结尚浅之"阳微结"；③少阳与阳明合病，病势各参半；④三阳合病；⑤少阳与太阴合病，以太阴腹痛为主；⑥厥阴转出少阳之"呕而发热"；⑦热入血室之寒热如疟；⑧肝胆郁热之发黄；⑨伤寒瘥后更发热[7]。

  可见小柴胡汤证常表现为表证或里证，易与太阳及阳明病篇中其他方证相混淆。概而言之，柴胡证较之桂枝证或麻黄证等更为纷繁复杂，小柴胡汤证常见多证同现，这也从另一个侧面说明了小柴胡汤证有着活泼灵透的化机和广泛的适应证。通过研读《伤寒论》原文 101 条、104 条、149 条，可发现小柴胡汤其实可发汗解表，如 104 条云"先宜服小柴胡汤以解外"，再有 251 条云"得病二三日，脉弱，无太阳柴胡证"一文可知用太阳作为定语修辞柴胡证，由此可见小柴胡汤证是太阳病中继桂枝汤证后的又一大证。只是小柴胡汤的发汗解表作用机制和麻黄汤、桂枝汤不一样，小柴胡汤发汗解表是因其"上焦得通，津液得下，胃气因和"的结果，故而可以"身濈然汗出而解"。此正如姜建国老师所说："如柴胡证，大多列于太阳病篇，这本身就是一种反常，反常才值得研究。可以说这也是仲景的思维方法特征，其寓意有三：一者，从病因学体现'辨'字，即太阳病与柴胡证（少阳病）病因的相关性（如96条'伤寒五六日，中风'）；二者，从合病观体现'辨'字，即太阳、少阳两经发病的相关性（如146条'柴胡桂枝汤证'）；三者，从传变观体现'辨'字，即两病传变过程中的相关性。总之，不离'辨'字。'辨'，就是鉴别。鉴别，首先要有标准，有对象，这是前提。太阳病篇列柴胡证，就是以太阳正病为标准，从病因、合病、传变的各个方面，辨析太阳、少阳两病的联系点，鉴别太阳、少阳两病的不同点。阳明病篇与厥阴病篇列柴胡证，其意义与此类同。假设将柴胡证全部列入少阳病篇，及六经各篇内容刻板归一，决不互参，那就不可能体会这种整体的、恒动的辨证观与发病观。"[8] 所以运用小柴胡汤时，一定要注意参表里，不能被小柴胡汤的"和解"之用迷惑了辨证眼目，禁锢了辨证思维。

六、识病谱

经方大家刘渡舟先生提出了柴胡治疗疾病的三大特点：第一，它能开郁畅气，疏利肝胆，通利六腑，推陈致新，调整气机的出入升降；第二，对木郁则能达之，火郁而能发之；第三，独具清热退烧的特殊功能。所以，柴胡治疗疾病，既适用于外感，又能治疗多种内伤杂病。此亦《内经》"升降出入，无器不有"之内涵所在[9]。虽然小柴胡汤一直作为和解剂，但临床运用小柴胡汤治疗的疾病谱却十分广泛，下面列举一些小柴胡汤可治的常见疾病谱，从中可窥一二。

①发热性疾病：病毒性感冒发热，体虚劳热，结核性低热，各种感染性发热，如肾盂肾炎、产后感染引起的发热、不明原因性低热。

②免疫性胶原性疾病：风湿性关节炎、类风湿性关节炎、干燥综合征，大多对气压、温度的变化敏感，关节肿痛、晨僵，与往来寒热相符。

③肝胆系统疾病：慢性肝炎、乙肝、丙肝、肝硬化、肝脾肿大、胆囊炎、胆囊结石、胰腺炎等，与胸胁苦满相符。

④过敏性疾病：过敏性皮炎、荨麻疹、异位性皮炎、过敏性鼻炎等，其发病具有休作有时的特点，此外，患者大多对风冷过敏，属往来寒热的范畴。

⑤呼吸系统疾病：急性上呼吸道感染、急性气管 – 支气管炎、支气管哮喘、肺炎、结核性胸膜炎、咳嗽、百日咳等，与伤寒中风相符。

⑥妇产科疾病：前庭大腺炎、阴道炎、盆腔炎、妊娠呕吐、月经不调、痛经、宫外孕、先兆流产、功能失调性子宫出血、更年期综合征、乳腺增生等，与热入血室相关。

⑦疼痛科疾病：肋间神经痛、半身疼痛、头部两侧并波及前额及巅顶痛、腰腿痛、真心痛、胁痛、偏头痛、牙痛、齿龈肿痛等，与少阳三焦经相关。

⑧耳鼻喉科疾病：突发性耳聋、分泌性中耳炎、慢性化脓性中

耳炎、鼻窦炎、急性扁桃体炎、急性会厌炎、慢性喉炎、鼓膜炎等，与少阳三焦经相关。

⑨精神神经系统疾病：癫痫、周期性精神病、癔症、忧郁症、神经症，与少阳三焦经相关。

七、解构成

刘渡舟老师认为研究仲景《伤寒论》，论其药性时当以《神农本草经》为准，不可以后世本草之论强释仲景之方[10]。通过小柴胡汤中组成药物的功效进一步了解小柴胡汤的主治，黄煌老师的药证学说就是一个很好的例子。通过《神农本草经》对小柴胡汤中药物功效的描述，可发现小柴胡汤可治视力模糊、白内障、精液异常、发热、黄疸、便秘、腹泻、水肿、闭经、疮疡、惊悸、智力低下、抑郁、消瘦、乏力、风湿、汗多、耳鸣、耳聋、口臭、中毒、干燥综合征、呃逆、眩晕、腮腺炎等。

黄煌老师认为，小柴胡汤的方根有：①柴胡甘草：主治往来寒热，胸胁苦满，小柴胡汤加减法甚多，但方中柴胡、甘草两味药不可去，可见此为小柴胡汤的核心。②半夏生姜或干姜：主治恶心呕吐而不渴者。方如生姜半夏汤、小半夏汤、半夏干姜散。半夏与姜的主治相似，两者同用，不仅可以增效，而且能解半夏毒。现药房所售制半夏，多为姜制。③人参半夏：主治呕吐不止，心下痞硬。方如大半夏汤治胃反，旋覆代赭汤治"心下痞硬，噫气不除"。④人参生姜甘草大枣：主治干呕呃逆。方如生姜甘草汤治"干呕，哕，若手足厥者"，橘皮竹茹汤治"哕逆者"。⑤柴胡人参甘草生姜大枣：主治柴胡证见虚羸少气，食欲不振者[11]。

根据药物的主治和方根的主治亦可扩展小柴胡汤的活用。

结语

笔者崇尚经方，喜用小柴胡汤，固知临床活用经方准则决不仅限于以上七种。通过小柴胡汤的抓"证眼"、辨体质、循经络、悟症状、参表里、识病谱、解构成这七大准则作为笔者活用经方中的小体会，难免挂一漏万，亦冀各位方家斧正。

［1］黄煌主审，张薛光主编. 经方论剑录 2［M］. 北京：人民军医出版社，2014：231-232.

［2］李小荣，薛蓓云，梅莉芳. 黄煌经方医案［M］. 北京：人民军医出版社，2013：21.

［3］刘英锋，刘敏. 从三焦理论看"和剂"小柴胡汤的后世化裁规律［J］. 中国医药学报 2004，19（6）：325-328

［4］黄煌. 药证与经方［M］. 北京：人民卫生出版社. 2008：22.

［5］黄煌. 药证与经方［M］. 北京：人民卫生出版社. 2008：23.

［6］胡正刚，侯永春. 小柴胡汤原义考析［J］. 江西中医药，2003，34（247）：34-35.

［7］胡正刚，侯永春. 小柴胡汤原义考析［J］. 江西中医药，2003，34（247）：34-35.

［8］姜建国. 伤寒思辨［M］. 济南：山东大学出版社，1995：10.

［9］张保伟. 刘渡舟老师对小柴胡汤的理解与应用探微［J］. 北京中医药大学学报 2002，25（4）：48-50.

［10］张保伟. 刘渡舟老师对小柴胡汤的理解与应用探微［J］. 北京中医药大学学报 2002，25（4）：48-50.

［11］黄煌. 张仲景50味药证（第三版）［M］. 北京：人民卫生出版社，1998：85，96，227，228.

（本文由刘志龙老师和笔者共同署名，发表于《浙江中医杂志》2016年4月第51卷第4期，第293～295页）

仲景柴胡用量探秘

刘志龙老师喜用柴胡类方治疗临床常见病、多发病，常可见他运用柴胡类方达到出神入化之境。跟诊回来后通过反复阅读《伤寒论》与《金匮要略》，发现张仲景运用柴胡，有大、中、小三种剂量用法：大剂量用柴胡八两，如小柴胡汤、大柴胡汤、柴胡桂枝干姜汤、柴胡去半夏栝楼根汤；中等剂量用柴胡四两，如柴胡桂枝汤、柴胡加龙骨牡蛎汤，以及柴胡加芒硝汤，用柴胡二两十六铢；小剂量中，如薯蓣丸柴胡用五分，鳖甲煎丸柴胡用六分，四逆散中柴胡等分，四逆散方后云各十分，但是作为散剂，捣筛后白饮和服方寸匕，可知一次服用的分量极小。

一、仲景用大量柴胡主治

小柴胡汤治"往来寒热，胸胁苦满，默默不欲饮食，心烦喜呕"（96）；"往来寒热，休作有时，默默不欲饮食"以及"呕"（97）；"身热恶风，颈项强，胁下满，手足温而渴者"（99）；"腹中急痛"（100）；妇人寒热"如疟状，发作有时"（144）；"呕而发热者"（379，149）；"伤寒差以后，更发热者"（94）；"胸满胁痛者"（37）；"阳明病，发潮热，大便溏，小便自可，胸胁满不去者"（230）；"脉弦浮大而短气，腹部满，胁下及心痛，久按之气不通，鼻干，不得汗，嗜卧，一身及目悉黄，小便难，有潮热，时时哕，耳前后肿"（231）；"胁下鞕满，干呕不能食，往来寒热，尚未吐下，脉沉紧者"（266）；"胸胁满而呕，日晡所发潮热"（104）；"诸黄，腹痛而呕者"（十五）；"妇人在草蓐自发露得风，四肢苦烦热，头痛者"（二十一）；"产妇喜汗出者……大便坚，呕不能食"（二十一）。

大柴胡汤治"伤寒发热，汗出不解，心中痞鞕，呕吐而下利者"（165）；"呕不止，心下急，郁郁微烦者"（103）；"热结在里，复往来寒热者"（136）；"按之心下满痛者"（十）。

柴胡桂枝干姜汤治"胸胁满微结，小便不利，渴而不呕，但头汗出，往来寒热，心烦者"（147）；"疟寒多微有热，或但寒不热"（四）。

柴胡去半夏加栝楼汤治"疟病发渴者，亦治劳疟"（四）。

据黄煌老师统计，有关小柴胡汤、大柴胡汤、柴胡桂枝干姜汤、柴胡去半夏栝楼根汤的 23 条条文中，有发热性症状者 17 条，胸胁及上腹部症状 13 条，呕者 11 条。

由上可见，柴胡类方中柴胡主要用于"寒热往来，胸胁苦满而呕"者，而其中"往来寒热"与"胸胁苦满"为柴胡主治所特有。《伤寒论》中"往来寒热"见于 6 处，1 处无处方，5 处分别为小柴胡汤（3 处）、柴胡桂枝干姜汤（1 处）、大柴胡汤（1 处）。由此可以看出，柴胡量大用至八两时，柴胡的药势是往外往表，故而用于治疗寒热往来、胸胁苦满而呕。

二、仲景用中量柴胡主治

柴胡桂枝汤治"伤寒六七日，发热，微恶寒，支节烦疼，微呕，心下支结，外证未去者"（146），"发汗多，亡阳谵语者，不可下"（十七），"治心腹卒中痛者"（十）。

柴胡加龙骨牡蛎汤治"伤寒八九日，下之，胸满烦惊，小便不利，谵语，一身尽重，不可转侧者"（107）。

柴胡加芒硝汤治"伤寒十三日不解，胸胁满而呕，日晡所发潮热，已而微利。此本柴胡证，下之以不得利，今反利者，知医以丸药下之，此非其治也。潮热者，实也"（104）。

以上 5 条中，有疼痛症状者 3 条，或支节烦疼，或心腹卒中痛，或一身尽重不可转侧；发热症状 2 条，或发热，或日晡所发潮热；呕者 2 条，或微呕，或胸胁满而呕。谵语 2 条，或亡阳谵语，或谵语。从上可见，柴胡中等剂量主要是用于解热镇痛，止呕醒神，适用于表证未解夹杂里证。如柴胡桂枝汤方后注云："和其荣卫，以通津液，后自愈。"用于解表和营卫通津液；柴胡加龙骨牡蛎汤方后注云："本云，柴胡汤今加龙骨等。"用于和解少阳且加龙骨、牡蛎以清阳明内热；柴胡加芒硝汤方后注云："《金匮玉函》方中无芒消，别一方云，以水七升。下芒消二合，大黄四两，桑螵蛸五枚，煮取一升半，服五合，微下即愈。本云柴胡再服，以解其外，余两升加芒消、大黄、桑螵蛸也。"再者柴胡加芒硝汤条云："潮热者，实也。先宜服小柴胡汤以解外，后以柴胡加芒消汤主之。"用于下里实。因此，柴胡用量中等，其药势则弥散扩展，能上能下，用于解热镇痛，止呕醒神。

三、仲景用小量柴胡主治

鳖甲煎丸治"此结为癥瘕，名曰疟母"（四）。

四逆散治"少阴病，四逆，其人或咳，或悸，或小便不利，或腹中痛，或泄利下重者"（318）。

薯蓣丸治"虚劳诸不足，风气百疾"（六）。

以上3条未有重复症状，但从中可以看出柴胡用量小（五分～十分）药势则往上走，具有通阳突破之性，故而可以散结治疗癥瘕，亦可升提阳气，治疗泄利下重。

因此仲景用柴胡，有大量、中等剂量和小量三种不同的剂量，不同的用量所体现出来的柴胡功效亦有所不同。此外，在小柴胡汤中柴胡剂量应大于人参、甘草一倍以上，方能发挥治疗作用。若误将人参、甘草的用量大于或等于柴胡，则达不到和解少阳邪热的目的。因此，临床应用小柴胡汤时务须注意药物之间剂量的比例。

从经方论治感冒

一、风寒表实

【常见症状】恶寒重，发热轻或重，无汗而喘，头身痛，肢节酸疼，鼻塞声重，时流清涕，舌苔薄白，脉浮紧。

【治疗法则】辛温解表，宣肺散寒。

【代表方剂】麻黄汤。

【推荐用量】麻黄9g，桂枝6g，炙甘草3g，杏仁9g。

【方药直解】麻黄味苦辛性温，有发汗解表、宣肺平喘的作用，是方中的君药，并用来作为方名。由于营涩卫郁，单用麻黄发汗，只解卫气之郁，所以又用温经散寒、透营达卫的桂枝为臣，加强发汗解表而散风寒，除身疼。再配降肺气、散风寒的杏仁为佐药，同麻黄一宣一降，增强解郁平喘之功。炙甘草既能调和宣降之麻、杏，又能缓和麻、桂相合的峻烈之性。

【加减变化】若喘急胸闷、咳嗽痰多、表证不甚者，去桂枝，加苏子、半夏以化痰止咳平喘；若鼻塞、流涕重者，加苍耳子、辛夷以宣通鼻窍；若夹湿邪而兼见骨节酸痛，加苍术、薏苡仁以祛风除湿；兼里热之烦躁、口干者，加石膏、黄芩以清泻郁热。

【运用心得】麻黄汤常用于体格健壮的青中年，临床要以恶寒、无汗、脉浮紧有力为证眼。如遇小儿或老年体弱之人见麻黄汤证者，可用九味羌活汤或者小剂量麻黄汤。本方历来被列为辛温发汗之峻剂，但刘老师临床所见用麻黄汤发汗者，少见汗多亡阳之例。可能之原因：一则麻黄这味药的质量下降。麻黄之用本需去节，但现药房所备麻黄常不去节，或不按季节采摘，常见青色麻黄。二则临床医生运用麻黄汤剂量都不大，因此出现大汗淋漓的情况少见。尽管如此，麻黄汤毕竟还是辛温之剂，若遇阴虚、血虚、津液不足、咽干舌燥、口渴思冷等内热证者，及淋家、疮家、衄家、亡血家、汗家等均不可服。血压高者，无余证，脉浮紧有力者可不避。

二、风寒表虚

【常见症状】发热，汗出恶风，全身肌肉痛，鼻鸣，干呕，流清鼻涕，头痛，咳嗽痰白，舌苔薄白，脉浮缓或浮弱、浮虚、浮数。

【治疗法则】解肌发表，调和营卫。

【代表方剂】桂枝汤。

【推荐剂量】桂枝9g，白芍9g，炙甘草6g，生姜3片，大枣6枚。

【方药直解】桂枝汤是伤寒第一方，为"群方之祖"，是经方派的代表方剂。桂枝汤药味很少，但组方严谨。方中桂枝与芍药是主药部分，桂枝辛温通阳，芍药酸寒敛阴，两者配伍能调和营卫。再增生姜、甘草、红枣建中焦之药，具有开胃健脾、增进食欲的作用。正如柯琴在《伤寒论附翼》中所赞：桂枝汤"为仲景群方之魁，乃滋阴和阳、调和营卫、解肌发汗之总方也"。

【加减变化】恶风寒较甚者，加防风、荆芥、淡豆豉疏散风寒；体质素虚者，可加黄芪益气，以扶正祛邪；兼见咳喘者，加杏仁、苏子、桔梗宣肺止咳平喘；素体虚弱再值伤风就会出现汗多如雨，全身乏力，头昏、心慌、肢节疼痛等症，宜加附子温阳解表。

【运用心得】桂枝汤常适用于脑力劳动者，临床要以汗出恶风、脉缓为证眼。广东气候湿热，常可见桂枝汤证，但同时亦可见舌苔黄，或咽痛，或咽部鲜红者，对此刘老师常在桂枝汤的基础上加一味黄芩清上热，其实此乃《外台秘要》卷二引《古今录验方》的阳旦汤，《外台秘要》曰其"治中风伤寒，脉浮，寒热往来，汗出恶风，项颈强，鼻鸣干呕"；且"脉浮紧，发热者，不可用。服药期间，忌食海藻、菘菜、生葱"。因此，外感发热见脉浮紧者不能用桂枝汤，服药期间禁食生冷、黏腻、酒肉、臭恶等物，以防恋邪伤正。仲景原文服用桂枝汤需啜粥，如治疗感冒发热则可啜粥或不啜粥，但原方需加薄荷以助其快速汗出；如用于调理则无需啜粥，亦无需加薄荷。

三、正虚表实

【常见症状】时有烦热，热多寒少，面红目赤，略有头痛身痛，稍恶风，皮肤瘙痒，无恶心呕吐，大小便正常，脉微。

【治疗法则】调和营卫，疏达肌腠。

【代表方剂】桂枝麻黄各半汤。

【推荐剂量】桂枝 10g，白芍 6g，生姜 2 片，炙甘草 6g，生麻黄 6g，大枣 1 枚，杏仁 6g。

【方药直解】桂枝汤调和营卫，麻黄汤疏达皮毛，白芍、甘草、大枣之酸收甘缓，配生姜、麻黄、桂枝之辛甘发散，有刚柔并济、祛风散寒、透邪达表、调和营卫、疏通血脉、畅达阳气之功。

【加减变化】咳嗽痰多者，加远志、天竺黄止咳化痰；咽痛者，可加蝉蜕、射干利咽止痛；身体困倦者，加薏苡仁、茯苓健脾祛湿。

【运用心得】桂枝麻黄各半汤常用于感冒发热重恶寒轻，一日寒热往来两三次者，临床以面色赤、时有烦热、身痒为证眼。此方运用时常需和小柴胡汤、桂枝二麻黄一汤方比较。三者都有寒热往来，但是小柴胡汤证的寒热往来发有定时，不拘次数，且少阳症状明显；桂枝二麻黄一汤方的寒热往来一日两次，脉象洪大，且疼痛、恶风等症状比桂枝麻黄各半汤更重。

四、风热感冒

【常见症状】发热，微恶风寒，无汗或有汗，鼻塞喷嚏，流稠涕，头痛恶风，后项强痛，身体肌肉疼痛，咽喉疼痛，咳嗽痰稠，舌苔薄黄，脉浮数。

【治疗法则】辛凉解表，宣肺升津。

【代表方剂】葛根汤。

【推荐剂量】葛根30g，生麻黄9g，桂枝6g，生姜3片，炙甘草6g，白芍6g，大枣6枚。

【方药直解】方中葛根升津液、濡筋脉为君；麻黄、桂枝疏散风寒、发汗解表为臣；芍药、甘草生津养液、缓急止痛为佐；生姜、大枣调和脾胃，鼓舞脾胃生发之气为使。诸药合用，共奏辛凉解表、宣肺升津之功。

【加减变化】若无汗而口渴者，为热入阳明之腑，加知母；自汗而口渴者，加石膏、人参；若汗出恶风者，去麻黄；无汗伴有呕吐者，加半夏。

【运用心得】常用于从事体力劳动或平素身体强壮的青壮年。临床以发热恶寒、项背强痛为证眼。刘老师运用此方常加大葛根的量，使葛根汤由辛温解表转为辛凉兼辛温解表，从而可用于治疗风热感冒，热盛常加用石膏达到表解热退之效。

五、少阳感冒

【常见症状】感冒数日，往来寒热，胸胁苦满，默默不欲饮食，心烦喜呕，或胸中烦而不呕，或渴，或腹中痛，或胁下痞硬，或心下悸、小便不利，或不渴、身有微热，或咳。

【治疗法则】和解少阳，扶正祛邪。

【代表方剂】小柴胡汤。

【推荐剂量】柴胡 25g，黄芩 9g，红参 9g，炙甘草 9g，生姜 3 片，大枣 6 枚，姜半夏 8g。

【方药直解】少阳主半表半里，凡病邪从外来的就要从外出。柴胡能从少阳而达太阳，半夏能提阴气上升，则阴阳相济，故有除病祛邪之功。少阳病属火病，又有黄芩以解气分之火热。参、枣、草能强壮脾胃，脾胃壮则可使病邪由内而达外。再有生姜能发散宣通，诸药合而为使，病邪由内达外。

【加减变化】鼻塞、流清涕者，加荆芥、防风；肢节疼痛者，加羌活、独活；胃胀、食少者，加焦山楂、神曲；热重者，加金银花、连翘。

【运用心得】常用于主诉以自觉症状为多者，临床以往来寒热、胸胁苦满、心烦喜呕为证眼。刘老师对于小儿咳嗽，热咳者，常合麻杏石甘汤；寒咳者，常合三拗汤。

六、体虚感冒

【常见症状】多见于素体血虚和产后、失血之人。症见发热倦怠，微恶风寒，面色无泽，头晕痛，无汗或汗少，唇甲色淡，心悸多梦，气怯声微，或有咳嗽，或口渴咽干。舌淡苔少，脉细弱。女性患者平素月经量少、色淡。

【治疗法则】养血解表，疏风散寒。

【代表方剂】柴胡桂枝汤。

【推荐剂量】桂枝 9g，黄芩 9g，红参 9g，炙甘草 6g，姜半夏

12g，白芍 9g，大枣 3 枚，生姜 3 片，柴胡 25g。

【方药直解】仲景云小柴胡汤病机是"血弱气尽，腠理开，邪气因入，与正气相搏"。柴胡桂枝汤用和解少阳、领邪外出的小柴胡汤与化气调阴阳、解肌和营卫的桂枝汤合方以治之。

【加减变化】热重者，加银花、连翘；咳嗽加杏仁；口渴加天花粉、芦根；心悸、寐差加酸枣仁；血虚甚者，加太子参、当归；纳呆加麦芽、神曲。

【运用心得】本方常用于营养状况一般或偏于瘦弱者，临床以发热倦怠、纳差、脉浮弦为证眼。刘老师对于感冒日久未愈，或经过输液热退后又反复发热者，必用此方。

喜欢用的类方

张仲景在《伤寒论》中创立的六经辨证体系，奠定了中医学辨证论治的基本原则，成为指导临床各科治疗的准则。在临证时刘志龙老师经常跟我们说："要学好《伤寒论》的六经辨证之法，用好这些经方，必须在熟读经典的基础上辨方证、抓主证、活用经方、方证对应。"跟刘老师门诊期间发现他临床很喜欢用经方，常用的经方有这几大类型：

1. 桂枝类方

桂枝汤、桂枝加葛根汤、桂枝加附子汤、桂枝麻黄各半汤、桂枝加厚朴杏子汤、桂枝甘草汤、小建中汤、桂枝加桂汤、五苓散、苓桂术甘汤等。

2. 柴胡类方

小柴胡汤、大柴胡汤、柴胡桂枝干姜汤、柴胡加芒硝汤、柴胡桂枝汤、四逆散、柴胡加龙骨牡蛎汤等。

3. 麻黄类方

麻黄汤、葛根汤、葛根加半夏汤、麻黄附子细辛汤、大青龙汤、小青龙汤、麻黄连翘赤小豆汤等。

4. 附子类方

附子理中汤、真武汤、四逆汤等。

5. 黄连类方

黄连汤、小陷胸汤、五个泻心汤、黄连阿胶汤等。

6. 甘草类方

炙甘草汤、甘草附子汤、甘草干姜汤、芍药甘草汤等。

7. 石膏类方

白虎汤、白虎加人参汤、竹叶石膏汤、麻黄杏仁甘草石膏汤等。

8. 其他

厚朴生姜半夏甘草人参汤、茵陈蒿汤、桔梗汤、乌梅丸、白头翁汤、吴茱萸汤等。

刘老师临床除了常用六经辨证法外，亦常用方证对应之法，且常活用经方，并不死守经方的条文。经方大师胡希恕说："方证是辨证的尖端。"黄煌教授认为："对经方派中医来说，'方证相应'

永远是临证始终追求的最高境界。"经方家刘渡舟教授亦指出："有
是主证，用此经方。"

如何成为一个合格的医生、合格的患者

临床跟诊时，刘志龙老师说过一句很经典的话："患者常要求
我们要做一个合格的医生，其实对于患者来讲，他们也是需要做一
个合格的患者才行。只有医患都合格，医疗关系才能和谐，诊疗效
果才能有所上升。"

一、合格的医生

从古至今，社会对于医生的要求就不仅仅是合格，而是非常严
格，因为医生是一个救死扶伤、性命攸关的角色，来不得半点马
虎；临床必须态度和蔼、悉心诊治、业务娴熟才能算是一个合格
的医生。明代名医龚廷贤在《寿世保元》中更是提出"医家十要"，
要求医生必须做到"存仁心，通儒道；精脉理，识病原；知运气，
明经络；识药性，会炮制；莫妒忌，勿重利"。刘老师亦经常在门
诊告诫我们学生，不要总是以效果慢为理由给自己开脱，治病效果
慢那是没有找对治疗的方法。我们要时时刻刻多学习、多钻研，寻
求快捷有效的诊疗方案，这样才是一个合格的医生，还要努力成为
一个好医生。

而作为现代的中医，光靠这些恐怕还不够，还得会科研，能科

普，精临床，善沟通，懂管理，能中能西。

1. 会科研

科研虽然被不少的中医所诟病，但我觉得科研对于中医的发展还是非常有利的，中医历来都是兼收并蓄，现代科技发达，我们为何不能借助科技的力量，通过科研把中医一些难于弄明白的内容进一步地了解清楚，解释其中的机理呢？所以做一个会科研的现代中医挺好。

2. 能科普

随着互联网的普及，大众对于中医知识的需求也是越来越大，若能把中医深奥难懂的理论知识变成简单明了、短平快的文化快餐，让大众明白，这也是现代中医的一种能力，应该做的一件事情。

3. 精临床

中医的生命力就在于临床，一个中医，您说的再好，若临床不行也是枉然。因此作为一个中医，必须不断地提高临床技能，能治病，治好病，我想这也是很多中医学子的梦想，因为治愈患者的那种自豪感以及成就感是无法用语言表达的。

4. 善沟通

现代医患纠纷比较多，如果一个医生临床沟通能力比较强，善于和患者交流，那就可以避免很多不必要的麻烦。这不仅仅是对自己好，同时也是对患者好，理解才能平等，良好的沟通才能医患紧密地配合，达到医患皆认可的诊疗效果。

5. 懂管理

管理患者、管理自己的时间、参与科室及医院的管理等，医院越大，日常事务越多，只有懂得管理才能合理分配自己的时间和精力，提高效率。

6. 能中能西

指的是会中医的同时也会西医，中医、西医，两手抓，两手都要硬。刘老师就是这方面的能手，他晋升副高后还常去医院各个科室轮转，就是希望多掌握一些临床知识，提升自己的所学。刘老师常说，不但中医要好，西医也不能太差。

二、合格的患者

医生是一定要合格才行。但是诊疗过程中光靠医生合格是不行的，因为患者康复的快慢，固然取决于医院的实力、接诊医生水平的高低、病情的严重程度等，然而还有一个更加重要的因素，却往往被大家所忽略，那就是诊疗中患者是否合格，这很大程度上影响着患者恢复的速度和程度。那怎么样的患者才算合格呢？

在解答这个问题之前，我们首先要知道怎样的患者是不合格的。据史书记载，神医扁鹊在治病救人时提出了"六不治"："骄恣不论于理，一不治也；轻身重财，二不治也；衣食不能适，三不治也；阴阳并，脏气不定，四不治也；形羸不能服药，五不治也；信巫不信医，六不治也"。"骄恣不论于理"是指骄横放纵蛮不讲理的人；"轻身重财"是指重视钱财而不重视自己身体的人；"衣食不能适"是指生活饮食习惯不听医嘱的人；"阴阳并，脏气不定"是指气血逆乱，五脏六腑功能出现严重失常的人；"形羸不能服药"是指身体病弱已经无法服药的人；"信巫不信医"是指迷信巫术而不信医学的人。其中除了四不治和五不治以外，其他四条不治都是指不合格患者的。

那如何做一个合格的病人呢？明代名医龚廷贤在《寿世保元》中提出"医家十要"的同时亦提到"病家十要"："择名医，肯服药；宜早治，绝空房；戒恼怒，息妄想；节饮食，慎起居；莫信邪，勿惜费。"刘老师在门诊温馨提示当天就诊患者的五大注意事项，亦可作为一位合格患者的参考：①不要刷洗舌苔；②如有抽血或进行相关检查，请不要进食早餐，保持空腹；③不要擦胭脂、抹口红、涂指甲，以免掩盖病情，给医生的诊断带来困难；④不要吃染舌苔的食物和药物，必须防止染苔造成的假象给诊断带来失误；⑤不要使用香水等就诊。

要做一个合格的患者，一定要尊重医务人员，如实陈述病史及症状；就医过程中与医务人员全面合作，因为只有患者和医生站在同一条战线共同面对病魔，才能及时帮助患者脱离疾病的困扰，而不是患者时时刻刻提防医生有无多开检查单、有无多开药、有无出差错，如果这样来提防医生，那你又怎么可以要求医生还能帮你全力诊疗呢？所以作为一个合格的患者在就诊过程中的全力配合就显得非常重要，这样才能有助于医生及时了解病情，一起并肩作战，尽早战胜病魔，避免不必要的医疗纠纷，达到医患之间的和谐。

Ⅲ 特色经验

治疗 2 型糖尿病的六重法

刘志龙老师临床除擅长用古代经典名方治疗各种内科杂病外，尤其善用经方治疗 2 型糖尿病。西医认为 2 型糖尿病患者需终身服药才能有效控制血糖及并发症，但刘老师临床运用经方辨证体系，以六经辨证为主，并采用个性化治疗方案，不少患者可渐至停药，然后再遵其"管住嘴，迈开腿，放宽心"的九字医嘱，通过日常生活和饮食运动调节控制血糖即可。笔者作为刘老师的学术继承人，整理其治疗 2 型糖尿病的诊疗经验后不敢自秘，在此阐述一二。

糖尿病属中医"消渴"范畴，历代医家多以上、中、下"三消"立论，上消清肺润燥、中消清胃泻火、下消滋肾降火为常法[1]。刘老师指出，2 型糖尿病患者的证候不完全符合中医古籍所载之消渴病，很多患者"三消"症状并不明显，体质量波动范围小，常接近标准体质量，所以"阴虚为本，燥热为标"乃消渴病的病机不能完全诠释现代 2 型糖尿病的病机。然而古今医家治疗"消渴"病的诊疗经验却为我们提供了辨证的依据及治疗的思路。刘老师临床治疗 2 型糖尿病的六重法就是从古人相关记载中吸取营养后归纳总结而来。

一、首推问诊

《难经·六十一难》云："望而知之谓之神，闻而知之谓之圣，问而知之谓之工，切而知之谓之巧。何谓也？然。望而知之者，望见其五色，以知其病；闻而知之者，闻其五音，以别其病；问而知之者，问其所欲五味，以知其病所起所在也；切脉而知之者，诊其寸口，视其虚实，以知其病，病在何脏腑也。"刘老师指出，2 型糖尿病患者问诊的关键是问其病程，即了解患者病史、饮食嗜好、大小便、身体状态、是否有典型症状（三多一少）以及非典型症状（头晕、乏力、外阴瘙痒、反复皮肤疖肿等），此外，还需了解是否注射胰岛素及时间长短。若 2 型糖尿病患者有慢性并发症，还要询问是否有视力减退、四肢末梢感觉异常，是否有疼痛感、下肢溃疡、便秘和腹泻交替出现，以及夜尿频繁、水肿等表现。

刘老师认为，中医药对于 2 型糖尿病患者诊疗效果最佳时期是在发现糖尿病五六年内、未注射胰岛素的患者。如果时间超过 10 年以上或是发现时间不长但注射胰岛素超过 1 年以上者，中医药诊疗效果不佳。

二、舌分阴阳

心开窍于舌，舌为脾之外候，而在中医整体观的认识之下，舌通过经络与五脏六腑都有关联，内脏功能及其病理的变化首先反映于舌，舌的形、色、质和动态的变化也是体内气血精津的盛衰、病位的深浅、病性的寒热虚实、正邪交争的反应[2]。临床中舌诊有舌苔和舌质之分，不少医家重舌苔不重舌质。刘老师指出，2型糖尿病患者的舌诊是非常重要的一个诊疗参考指征，其中舌苔易有假象，而舌质最能反应机体的本质。

刘老师认为舌诊简单易学，正常舌像舌苔荣润，柔软灵活，活动自如，大小适中，舌质淡红，舌苔薄白均匀，干湿适中。若舌质较正常人的淡红色浅淡，甚至全无血色者，为淡白舌，此以寒为主，处方用药宜偏温补为主；若舌质较淡红色为深，甚至呈鲜红色者，为红舌，此以热为主，宜偏清热为主；若舌质较红舌更深者，为绛舌，此亦以热为主，但若伴有红点或者芒刺，则为热入营血，不但需要清热，还需清营凉血；若伴有少苔或无苔甚至有裂纹者，则宜以养阴清热为主。此外，临床还可见紫舌，若淡紫或青紫湿润者，多为寒夹瘀，宜温阳散寒活血化瘀为主；若绛紫而干枯少津者，多为热伤津，宜清热生津为主[3]。因此，可通过舌质分出2型糖尿病的两大类证：火有余（阳证、热证）以及火不足（阴证、寒证）。如见舌质淡为阴证、寒证；舌质红或绛为阳证、热证，再结合患者的体质状态，治疗的大法就了然于心了。因有些2型糖尿病患者病史较长，而"久病多瘀多虚"，还需观察舌尖或舌边有无青紫小块或一片青紫色或瘀斑、瘀点，有无舌底静脉怒张等情况，判断瘀血的严重程度。

三、六经辨证

随着现代医学对糖尿病认识的逐步深入，基于"病证结合"思维模式，当代诸多中医名家既遵古而又不泥古，古方新用，或自拟验方，或参照西医理化指标或参照中药药理作用拟定方药，或恢复气机升降，或补益肺脾肾不足之气，或清热，或化湿，或化瘀等多法治疗[4]。

刘老师认为，《伤寒论》太阳病篇条文占了大半，显示出仲景对于表证的重视。因此刘老师对于表里的区分也非常重视。他常说："有一分恶寒，便有一分表证；有一分便溏，便有一分里证；有一分口苦，便有一分半表半里证。"同时指出："太阳病和少阴病在表，一般使用解表法。其中，表实证宜开泄腠理，发汗散寒；表虚证宜调和营卫，解肌祛风；表阴证宜温阳解表。阳明病和太阴病在里，或用下法，或用温中散寒法。而邪入少阳或厥阴，枢机不利，胆火上炎，即为半表半里证，其治法则以和解为主。"[5]这种辨证模式完全突破了传统中医对 2 型糖尿病"阴虚燥热"的病机认识，扩展了 2 型糖尿病的诊疗思路，丰富了经方在 2 型糖尿病诊疗过程中的运用，提高了 2 型糖尿病临床疗效。

四、脾肾之阳

现代社会，空调、冰箱、熬夜、凉茶等已为人们生活常态，不利于养生，在 2 型糖尿病患者中亦多见，故"三多一少"典型 2 型糖尿病症状的患者少了。六经辨证中，刘志龙老师尤其重视脾肾之阳在 2 型糖尿病中的重要地位，临床用中药温补脾肾，通过阳气的鼓舞生发，带动体内气机的流动，从而提高机体自身修复能力，可达控制血糖的良好效果。

早在 2007 年刘老师就提出消渴从阳虚论治的观点[6]。认为由于脾胃阳虚，运化失职，水饮不化，使机体失养，阴津乏源，导致了消渴的发展变化，治宜甘温益气、温阳醒脾，助脾之运化升清。而消渴晚期，又多见于年老体弱者，一派虚象，全无实证，必须审慎施治，切不可妄投寒凉泻火以使阳愈虚、病愈深。因此，选用金匮肾气丸温补肾阳为正治之法。临床所见此类患者舌淡有齿痕，苔水滑，见阳衰诸症，虽口渴或多食，乃因肾阳虚衰，脾不散精，气化失职，气不化津，津不上达所致。这类患者诚如《景岳全书·三消》所云："阳不化气，则水精不布，水不得火则有降无升，所以直入膀胱而饮一溲二，以致源泉不滋，天壤枯涸者，是皆真阳不足，水亏于下之消证也。"

五、健康宣教

刘老师指出，2 型糖尿病患者要"管住嘴，迈开腿，放宽心"。

1. 管住嘴

管住嘴指的是饮食控制。《素问·奇病论》云："此肥美之所发也。此人必数食甘美而多肥也。肥者令人内热，甘者令人中满，故其气上溢，转为消渴。"对此，刘老师主张总量控制，每餐一小碗饭，不能喝粥，饮食结构荤素搭配、精细搭配，水果也需控制，每天最多半个苹果或桃子，但可以多吃番石榴，因这种水果本身有降糖之用。

2. 迈开腿

迈开腿指的是适当运动。《诸病源候论》云："消渴患者先行一百二十步，多者千步，然后食。""不应饱食便卧，终日久坐……人欲小劳，但莫久劳疲极。"故而运动是治疗2型糖尿病的基本措施。刘老师指出，2型糖尿病患者每天运动2小时相当于服用一种药物，运动可使血糖快速下降，有利于控制血糖。而且长期坚持运动可促进新陈代谢，减少2型糖尿病心血管病变的发生，提高生活质量。

3. 放宽心

放宽心指的是放松心情。《内经》云："肝脆则善病消瘅易伤。""怒则气上逆，胸中蓄积，血气逆留，髋皮充肌，血脉不行，转而为热，热则消肌肤，故为消瘅。"叶天士认为："心境愁郁，内火自燃，乃消证大病。"可见古代医家早已认识到情志因素是导致消渴发生的重要原因。而放眼当今社会，因生活压力增加，情志不舒，气机失畅，诸郁随之而生，"郁"逐渐成为疾病发生的主要原因之一[7]。所以平时生活中放宽心态，懂得释放压力，给身体一个宽松的环境，解除致病因素"郁"，这样有助于2型糖尿病的防治。

六、减灶之计

因糖尿病体质改变和所有指标达标是一个漫长的过程，为了让患者不至于对处方产生异议，刘老师擅长守法，但处方却灵活多变，每次患者来复诊，看似不同处方，其实理法皆未变，只是老师精心处置而已，以求患者心理安稳，让患者觉得医者每次都是在耐心细致处方用药而愿放心长期用药。刘老师对于首次接诊的 2 型糖尿病患者都会明确告知"糖尿病减灶之计"：以一年为一个疗程，最初 3 个月每天一剂药；如果病情稳定，血糖逐渐下降，则减为 3 个月每 2 天一剂药；然后逐渐变为 3 个月每 3 天一剂药，3 个月每 7 天一剂药，直至彻底停药为止。因刘老师用经方治糖尿病服药时间长，故人称"刘百剂"。

这六重法只是刘志龙老师门诊常用的方法，其他还有很多辨治糖尿病的诊疗方法。中医其实就是一个实践医学，通过不断的摸索，可以找到自己的诊疗方案和临床特色，正是这些不断积累的经验，才形成了各自的优势，出现百花齐放、百家争鸣的良好氛围。但是这些经验如果不加以整理，日久可能就会湮没于门诊的日常工作中。

［1］朱英，陈莞苏，吴玉江，叶放. 当代名老中医治疗 2 型糖尿病的治法探析［J］. 陕西中医，2013，34（7）：869-871.

［2］彭娟. 舌诊在糖尿病足坏疽诊疗中的应用［J］. 陕西中医，2008，29（10）：1437.

［3］黎崇裕. 刘志龙执简驭繁诊病法［N］. 中国中医药报，2015-07-27（4）.

［4］朱英，陈莞苏，吴玉江，叶放. 当代名老中医治疗 2 型糖尿病的治法探析［J］. 陕西中医，2013，34（7）：869-871.

［5］黎崇裕.刘志龙执简驭繁诊病法［N］.中国中医药报，2015-07-27（4）.

［6］刘志龙.消渴从阳虚论治临床体会［J］.中国现代医药杂志，2007，9（2）:124-125.

［7］吴喜喜，柴可夫.从六郁论治消渴浅析［J］.云南中医学院学报，2014，37（2）:24-27.

治疗 2 型糖尿病的中医临床艺术

刘志龙老师在运用药物治疗 2 型糖尿病的同时，其诊疗过程、说话方式、处方医嘱等也都处处彰显了他的临床艺术。中医在民众心目中往往担当了牧师的角色，不仅要有好的医疗技术水平，还要懂得人情世故。因此，挖掘名老中医的临床艺术和整理其医案一样重要，皆可窥见其特色及独特个性。

一、少测血糖的艺术———刘老师的中医预后观

在临床中，预后是对某种疾病发展过程和后果的预测。两千年前人们就注意到了疾病的预后问题，在《史记·扁鹊仓公列传》中就记载有扁鹊通过给齐桓公望色，预知其有病在身，不治将深。前人的这种未卜先知、防患于未然的超前预后观，对防止疾病发生、发展及变化，促使疾病预后向好的方向发展具有重要意义[1]。中医学强调人体是一个有机的整体，审查内外、辨证求因、四诊合参是

疾病预后判断的独特认识和方法[2]。刘老师在临床中提出的3个月少测血糖亦是其多年运用中医药诊疗糖尿病摸索出来的中医预后观。

　　在刘老师的门诊中常可见2型糖尿病患者，其治疗有三种选择：西医、中医、中西医结合，各有千秋：西医降糖比中医快，并发症处理手段也比中医多，但在改善症状方面，西医往往不如中医。中医通过整体调节，改善内环境，可以让患者的症状得到很大的缓解。西医的治疗目标是降糖，控制指标，而不是治愈；中医的治疗目标是治愈，然后逐渐停药。然而大多数患者在检查发现患有糖尿病之后，都是第一时间找西医治疗，直至疗效不佳时才考虑找中医，此时用中药代替西药就需要一个过程，期间血糖有可能出现较大的波动。为了不影响患者的情绪、动摇他们中药治疗的信心，刘老师对这些患者，就建议在接受中药治疗时，3个月内少测血糖。这3个月血糖有可能升高，但无需担心，3个月之后，中药逐渐替代西药取效后血糖即可较为稳定地下降，从而取代西药，直到逐渐停药。

二、中医降糖的艺术——刘老师的中医兵法观

　　中医省疾问病，善于讲究谋略。古人云："治病如对仗，用药如用兵。"浩瀚的中医古籍中，蕴涵着丰富的治疗韬略，它是中国古代医家治病疗疾的经验结晶[3]。中医的兵法观代有发展，不同时代的病，其兵法观亦有所不同。

"病来如山倒，病去如抽丝"。中医疗疾有"治急性病要有胆有识，治慢性病要有方有守"的提法，诚如岳美中先生所说：一些慢性病，都是由渐而来，非一朝一夕之故，其形成往往是由微杳的不显露的量变而到达质变，则其消失也需要经过量变才能达到质变。一个对症药方，初投时或无任何效验可见，若医生无定见，再加上病人要求速效，则必至改弦易辙。但这还不会有大妨害。最怕的是，药已有效，就是还未显露出来，正在潜移默化的量变阶段中，它的前进，好像儿童学步，屡起屡仆，屡仆屡起，无待扶持，方始成行。倘一中止药方，或另易他方，那将如患者东行向愈的光明前途，反而强扭之使西，不仅走向黑暗，前功尽弃，还恐怕枝节横生，造成另外一种疾病[4]。

2型糖尿病是慢性病，形成是一个缓慢的过程，其诊疗也非一朝一夕之功，因此对首次接诊的2型糖尿病患者，刘老师都会明确告知"糖尿病减灶之计"。

"减灶之计"源自《史记·孙子吴起列传》。战国时期，韩国受到魏国的攻击向齐国求救，齐王派田忌为大将，孙膑为军师，率军进攻魏国都城大梁。魏军主帅庞涓急忙撤军求援。孙膑深知师兄庞涓狂妄自大，建议田忌采用减灶计（使齐军入魏地为十万灶，明日为五万灶，又明日为三万灶）麻痹魏军。庞涓轻敌，最后进入孙膑的包围圈被逼自杀。"糖尿病减灶之计"则以一年为一个疗程，最初3个月每天一剂药；如果病情稳定，血糖逐渐下降，则减为3个月每2天一剂药，然后逐渐变为3个月每3天一剂药，3个月每7

天一剂药，直至彻底停药为止。中药难闻、难喝，使得很多 2 型糖尿病患者对此有一定的畏惧、抗拒心理。此"糖尿病减灶之计"可以让 2 型糖尿病患者充满期待，期待不用每天喝中药，期待可以彻底停药，无形中提高了依从性，体现了中医医生"进与病谋，退与心谋"的临床艺术。

三、中西医结合的艺术———刘老师的中西医结合观

中西医结合在防治糖尿病上有显著优势，一方面能有效改善患者症状，提高患者的生活质量，减少医疗开支；另一方面能有效防治糖尿病并发症[5]。在刘老师的内分泌门诊，中西医结合治疗 2 型糖尿病是常态，很多 2 型糖尿病患者都是先服用西药控制不理想之后慕名前来就诊。针对这类患者，刘老师不主张马上停用西药，而是通过用中药慢慢取效后再逐渐减少西药的使用，若马上停用西药容易出现血糖指标的反弹，增加患者的心理负担。少数患者因用中药起效慢而出现焦虑情绪时，刘老师会建议可适当加用西药，先控制稳定血糖，稳定患者情绪，再谋求他法，这正是中西医结合的临床艺术。

降血糖是内分泌科医生的基本功。如果一名患者住院十几天后，血糖仍不平稳，一定会对医生有意见[6]。对于难降性的糖尿病，西医有冲击疗法，用大剂量的胰岛素，使血糖在短时间内达到正常水平，从而稳定患者的情绪和心态。其实中医亦有冲击疗法。

曾经有一从外地慕名前来找刘老师诊疗的患者，住院治疗数天后血糖下降不明显，患者出现担忧情绪，刘老师了解到这一情况后，就在中药原方的基础上加上黄连50g，2天之内血糖就出现明显下降，让患者吃了一颗定心丸。刘老师称此为"中医冲击疗法"，在非常时期用非常手段达非常之效，同时这也是中西医结合观的一种体现。

四、中医话疗的艺术———刘老师的中医情志观

糖尿病（Diadetes Mellitus DM）是一个多基因、多因素的疾病，发病率逐年增高。随着对DM的病理生理学、遗传和治疗等方面大量观察资料的积累，人们越来越认识到情志对DM的发生和发展均有重要的影响。由于DM为终身性疾病，需要患者长期坚持不懈的饮食控制和药物治疗，因此，绝大多数患者一旦得知自己患了DM，常会出现不同程度的焦虑或忧郁情绪，特别是某些病程长、病情重、并发症多的患者需要每天注射胰岛素治疗，给工作、生活、婚姻都带来不良的影响[7]。因此，刘老师对于心事重重的患者，总是普及必要的心理减压方式和正确的人生观、价值观；对于絮絮叨叨的患者，总是巧妙地说你的故事很精彩，我们下次再听你说，后面还有一大堆的患者等着，该让后面的人看病了，你看可以吗？患者一听马上明白，带着歉意和感激离开。我们觉得刘志龙老师就像一个牧师，不但看病，还要做心理辅导，打开患者的"心结"。

［1］杨徐杭，汶医宁.中医预后思想探讨［J］.国医论坛，2003，18（4）：13-15.

［2］方晓磊，江涛，刘金民.建立危重症中医预后评价指标系统的构想［J］.国际中医中药杂志，2007，29（2）：83-85.

［3］陈明.《伤寒论》治略与兵法三十六计举隅［J］.中华中医药杂志，2005，20（1）：52-54.

［4］中国中医研究院.岳美中论医集［M］.北京：人民卫生出版社，2005：15.

［5］吉柳，汤新强，彭金咏.基于糖代谢酶调节作用的中药抗糖尿病研究进展［J］.中国中药杂志，2012，37（23）：3519.

［6］苏敬，李静.糖尿病医生的临床处治艺术［J］.基层医学论坛，2014，18（20）：1.

［7］肖玲，凌凌.情志对糖尿病的影响初探［J］.河北中医，2002，24（1）：48-49.

糖尿病泡茶方

在我国，茶的历史非常悠久。茶圣陆羽说："茶之为饮，发乎神农氏。"民间流传"神农乃玲珑玉体，能见其肺肝五脏""若非玲珑玉体，尝药一日遇十二毒，何以解之"？而在茶文化界则广为流传"神农尝百草，日遇七十二毒，得茶以解之"这句话。可我翻遍《神农本草经》也未找到有关这句话的记载，后看到竺济法先生的

《"神农得茶解毒"由来考述》才明白，原来这句话出自清代陈元龙编撰的《格致镜原》，原文为："《本草》：神农尝百草，一日而遇七十毒，得茶以解之。今人服药不饮茶，恐解药也。"中医界流传茶叶解药性恐由此而来。通过《格致镜原》的原文可知，其中所说的"本草"有可能是《神农本草经》的一个版本，但已失传，因此我们现在通行的《神农本草经》版本未见有关茶的记载；也有可能是别的《本草》，因中医古籍中冠于本草之名的著作有很多。

按《诗经》等相关文献记载，在史前期"茶"是泛指诸类苦味野生植物性食物原料，从发现茶的其他价值后才有了独立的名字"茶"。就茶的药性而言，微苦、微寒、微甘，入心、脾、胃、膀胱经，具醒脑提神、清火解毒、消食美容之功。但在现实生活中，我们已经逐渐把茶演化成一种文化，进一步发展了茶艺、茶道。而且随着社会的发展，科学的进步，人们又发现许多饮茶的好处，中医用之以治病，雅士品茗以求情趣，养生家饮用以求长寿。因此，饮茶并非一定得绿茶、红茶、普洱茶等茶叶所制之物，用中草药来泡茶更可达治病之效，药茶治病效果更佳，梁代医家陶弘景《杂录》称："苦茶轻身换骨。"

刘志龙老师临床亦喜欢用药茶治病。他多年来一直从事中医药防治糖尿病的临床与研究工作，尤其是对糖尿病的辨证分型及临床诊治具有独到的见解，他在临床实践中积累了丰富治验，其中糖尿病泡茶方是其临床常用的一个简便方式，符合中医简便、有效的原则。

　　笔者在跟随刘老师学习期间，挖掘整理成 5 个中药泡茶方。现介绍如下，"糖友"们可根据自身情况选择饮用。

　　方一：苍术 10g，葛根 30g，生晒参 3g。

　　此方适用于脾虚患者，常可见饮食稍多则腹胀，食后常困倦思睡，易胸闷呕恶，易腹泻，舌有齿痕。

　　方二：肉桂 6g，山茱萸 15g，五味子 3g。

　　此方适用于阳虚患者，平素畏寒怕冷，疲倦乏力，四肢不温，性功能减退，或易口腔溃疡，舌质多淡。

　　方三：翻白草 30g，西洋参 3g，葛根 10g。

　　此方适用于内热重患者，糖尿病"三多"症状较为明显，怕热喜冷饮，口气重，舌红。

　　方四：天冬 15g，麦冬 15g，山药 10g。

　　此方适用于消瘦患者，常口舌干燥，手足心烦热出汗，舌苔干。

　　方五：新会陈皮 10g，山楂 15g，麦冬 10g。

　　此方适用于肥胖患者，平素痰多，头晕，四肢麻木，喜肉食，舌苔腻。

常用的名家治糖验方

　　刘志龙老师临床运用中医药诊疗糖尿病除喜用经方以外，亦常常吸收名家治验或向同行请教，临证时无论经方或时方皆兼收并蓄。刘老师临床常用的名家治疗糖尿病相关验方和经验，主要有玉泉丸、玉液汤、祝谌予降糖方和桑景武温阳降糖方。下面就详细介绍一下刘老师喜用的这几张方子。

一、玉泉丸

1. 何谓玉泉

玉泉，即口中津液，又名玉液。道家非常重视津液的养生作用。《黄道内景经》云："口为玉池太和宫，漱咽灵液灾不干。"这里说的"灵液"就是玉泉。正是由于口中津液称为玉泉，于是口被称为"玉池"。叩齿和反舌均可使口中津液分泌增多，道家利用这两种方法，使口腔分泌大量津液，然后吞下，称为"咽津"。口中津液为肾液所化生，故《钟吕传道集》云："玉液乃肾液也。肾液随元气以上升，而朝于心，积之而为金水，举之而满玉池……"

2. 出处

该方出自清代叶天士的《种福堂公选良方》。

3. 组成及功效

组成：葛根、花粉、麦冬、生地各9g，五味子、甘草各3g，糯米9g。

功效：生津止渴，清热除烦，养阴滋肾，益气和中。

4. 玉泉丸治疗糖尿病的机理

本方以滋肾阴为主，生地、麦冬均是滋阴养阴的要药，更有五味子收藏肾阴，不使耗散；葛根、天花粉均有清热生津之功；糯米补肺气，养胃津；甘草清热和胃。这样先天肾阴充足，又有后天胃阴的补充，加之清内热之品，糖尿病中的"大渴引饮"症状用药后可痊愈。所以说，玉泉散治疗消渴病为治本之法，真正能收到"漱咽灵液灾不干"的效果。

5. 谢觉哉推荐的治糖尿病方

谢觉哉是久享盛誉的老一辈无产阶级革命家，曾任内务部部长、最高人民法院院长、全国政协副主席等职。谢老曾患过糖尿病，因得一秘方而治愈，他因之写诗一首："文园病渴几经年，久旱求泉竟及泉；辟谷尝参都试过，一丸遇到不妨千。"

当这首诗被选入《十老诗选》时，谢老亲自为它写了一则注释："糖尿病旧称消渴症。我病消渴有年，喝水多，小便也多；夜间睡醒，口干欲裂，要喝水。有时肚子是饱的，但仍要吃，不吃就头昏眼花。西医要我限制吃米麦，每顿只能二两左右；中医要我睡时含参片，可免口渴，但收效都不大。偶于《叶天士手集秘方》中得一方名玉泉散：白粉葛三钱，天花粉三钱，麦冬三钱，生地三钱，五味子一钱，甘草一钱，糯米三钱（分量是北京医院中医大夫定的）。服之，病若失。谚云：'吃药一千，遇药一丸。'其然乎！"

6. 玉泉丸与消渴丸对照

玉泉丸：葛根、天花粉、五味子、生地、糯米、甘草、麦冬。

消渴丸：葛根、天花粉、五味子、生地、山药、玉米须、黄芪、格列本脲。

由上述对照可知消渴丸的处方用药思路基本来源于玉泉丸，只不过另外加了西药，成为中西医结合的典范。

二、玉液汤

1. 出处

该方出自张锡纯的《医学衷中参西录》。

2. 组成及功效

组成：山药 30g，黄芪 15g，知母 9g，鸡内金 9g，葛根 5g，五味子 9g，天花粉 9g。

功效：益气升阳，养阴生津。

3. 玉液汤治疗糖尿病的机理

方中以黄芪为君，得葛根能升元气，佐以山药、知母、花粉滋阴，使之阳升而阴应。鸡内金运脾消食，化饮食中之糖质为津液；以五味子之性酸，温固肾精以止滑，不使水饮急于下趋。所以本方有升元气以止渴的功效，适用于元气下陷的消渴症。凡是糖尿病体弱气虚、烦渴多尿者皆可应用。

4. 临证加减

（1）气虚甚，脉虚细者，加人参、党参等以补气生津。

（2）小便频数者，加山茱萸、菟丝子等以固肾缩尿。

（3）烦热渴饮者，加石膏、麦冬等以清热生津、润燥止渴。

5. 玉泉丸、消渴丸与玉液汤对照

玉泉丸：葛根、天花粉、五味子、生地、糯米、甘草、麦冬。

消渴丸：葛根、天花粉、五味子、生地、山药、玉米须、黄芪、格列本脲。

玉液汤：葛根、天花粉、五味子、知母、山药、鸡内金、黄芪。

具体用药虽然略有不同，但是总体处方思路都是以养阴生津、益气健脾为主。

6. 刘老师运用玉液汤验案

蔡某，男，64 岁。2014 年 09 月 03 日初诊。

主诉：发现糖尿病近 1 年，现"三消"症状不明显，最高空腹血糖 11mmol/L，餐后血糖 15mmol/L，发现糖尿病后一直未用药治疗，余无明显不适。舌红苔黄，脉细。有高血压病史。

黄芪 15g，山药 30g，知母 10g，鸡内金 15g，葛根 60g，天花粉 15g，丹参 20g，石斛 20g，麦冬 15g，茯苓 15g，白术 30g，翻白草 30g，14 剂。

2014 年 10 月 10 日复诊：近来空腹血糖 6.8～7.0mmol/L，餐后血糖未测，大小便正常，胃纳可，睡眠可，舌暗红苔黄，脉细。

黄芪 30g，山药 30g，知母 10g，鸡内金 15g，葛根 60g，天花粉 15g，丹参 20g，石斛 20g，麦冬 15g，茯苓 15g，白术 30g，田七 10g，21 剂。

2014 年 11 月 28 日三诊：空腹血糖 6.0～7.0mmol/L，餐后血糖未测，大小便正常，胃纳可，睡眠可，舌暗淡苔黄厚，脉细。

黄芪 30g，山药 30g，知母 10g，鸡内金 15g，葛根 60g，丹参

20g，石斛 20g，麦冬 15g，茯苓 15g，白术 20g，21 剂。

三、祝谌予降糖方

1. 出处

此乃祝老根据施今墨先生"苍术配元参、黄芪配山药"的对药经验而创制。

2. 组成及功效

组成：生黄芪 30g，生地 30g，苍术 6g，玄参 30g，葛根 15g，丹参 30g。每日 1 剂，水煎，早晚分二次温服。

功效：益气养阴，活血化瘀。

3. 治疗糖尿病的机理

祝老总结了施今墨先生"苍术配元参、黄芪配山药"的用药特点，将其进一步发挥和发展为降糖对药方，即中药两两配伍，成对使用。他发现黄芪配生地的效果比黄芪配山药更好。他治疗长期使用胰岛素治疗的糖尿病人，采用活血化瘀法，可使胰岛素用量逐渐减少，以至停用。

祝老的糖尿病对药方——黄芪配生地降尿糖，苍术配元参降血糖，葛根配丹参养阴化瘀标本兼治，已被很多医家用作治疗糖尿病的首选基本药物。

降糖方的四味药药理研究表明，它们均为降糖药物。黄芪配生地降尿糖，是取生黄芪的补中、益气、升阳、紧腠理与生地滋阴、固肾精的作用，防止饮食精微的漏泄，使尿糖转为阴性。许多人认为治糖尿病不宜用辛燥的苍术，而施今墨先生认为：用苍术治糖尿病以其有"敛脾精"的作用，苍术虽燥，但伍元参之润，可制其短而扬其长。上述两个对药，黄芪益气，生地滋阴；黄芪、苍术补脾运脾，生地、元参滋阴养肾，从先后二天扶正培本，降血糖、尿糖确有卓效。

四、桑景武温阳降糖方

桑景武（1912—1993），长春市名中医。桑氏在长期的临床实践中，注意到很多消渴病人，久施养阴清燥之品罔效。细审其证，确无阴虚之明证。虽口渴，但无舌红少津，反多舌淡齿痕、苔滑之象，且每多阳衰诸症。其口渴者乃因肾阳虚衰，气化失职，气不化津，津不上达所致；有降无升，故小便清长；脾不散精，精微不布，随小便排出，故多食善饥。于此，仲景《金匮要略》已见端倪："男子消渴，小便反多，以饮一斗，小便一斗，肾气丸主之。"以药测证，显系肾阳虚衰，不能蒸腾津液，气虚不能化气摄水，温肾健脾以化饮，消除致渴之源。桑氏认为救治肾阳虚衰，未过仲景真武，在《伤寒论》太阳病篇用于治太阳病误汗，传入少阴，乃为救误而设；少阴病篇则用于治疗肾阳衰微，水气不化。气不化则津不行，津不行则渴不止。阳回则津回，津生则热除。

真武汤方用大辛大热之附子，温肾助阳化气；茯苓、白术健脾渗湿；白芍敛阴和阳；生姜味辛性温，既可协附子温肾化气，又能助苓、术健脾和中，共奏温和化气之功。可谓不生津而津自回，不滋阴而阴自充。初学者实难领悟，细细研揣则回味无穷。阳气者，身之瑰宝也，阳生则草木以荣，阳衰则草木凋萎。对于年过不惑，多病体衰之人尤须刻意调养，阴津精血再生较易，其阳气耗损却难恢复，故助阳则阳生阴长，精血自沛；伐阳则阴盛阳殁，气乃消亡。

消渴者燥热为标，阳虚为本，为其病机之眼目，知此者鲜矣。即用肾气丸者，亦思过之半矣。更况一见口渴，多投清滋之品，以阴抑阳，阴阳格拒，上热下寒，寒热交错，必致阳衰阴凝。气是人身之本，凡病皆因正气衰馁引起，奈世人不避风寒以护卫气，节生冷以护胃气，谨房事以护肾气，戒怒郁以护肝气，坐令正气伐伤而致诸疾蜂起。消渴病大多有气虚之症，如四肢乏力、懈怠、不耐疲劳、少气懒言、面色㿠白、头晕耳鸣、心悸气短、舌淡有齿痕、苔滑腻、脉沉细无力等症，故无论内伤、外感必是"气虚乃病"。所以治疗上总要审寒热之真伪，辨虚实之异性，以护养正气为要。

清·柯琴认为真武汤有"壮元阳以消阴霾，逐留垢以清水源"之功，桑氏取真武温肾阳以化气，利水湿以止渴。桑氏体会用量过小则杯水车薪，无济于事。附子用量多在20g以上，最多用到50g，方可奏效。茯苓、白术亦多在50g至100g。经方无需有大的增减，对于阳虚而阴竭者，需配人参，气阴双补，乃克有济。配伍适宜，效果方佳，神而明之，存乎于人。桑氏于临证中，凡消渴无明显热证，舌不红者，皆以真武汤治之。

刘老师学用桑景武先生经验的一则医案：

杨某，男，71岁。患者检查发现2型糖尿病3年，用西药控制不理想，餐后血糖最高 16.7mmol/L，空腹血糖 7.4mmol/L，服用二甲双胍后头晕。于 2014 年 3 月 11 日慕名来诊，一直于刘老师处用中药调理。后血糖逐渐降低，至 2014 年 07 月 01 日第 7 次复诊时空腹血糖 6.7mmol/L，餐后血糖未测。现夜尿 2 次，小便淡黄，多饮，乏力汗多，出汗后稍有恶风，牙龈肿痛；矢气多，稍有腹胀，大便正常；舌质淡胖有齿痕、苔薄白，脉沉弦。

西医诊断：2 型糖尿病；中医诊断：脾瘅；辨证：脾肾阳虚，气虚表弱；治法：补肾健脾，益气固表；方用真武汤合四君子汤、桂枝汤化裁。

处方：熟附子（先煎）20g，白术 20g，苍术 30g，茯苓 15g，白芍 15g，生姜 10g，党参 15g，炙甘草 5g，桂枝 10g，大枣 15g，露蜂房 15g，葛根 100g，山药 30g，厚朴 15g，陈皮 10g，水煎服，每日 1 剂，共 14 剂。

服药 1 个月后回访：患者服药后血糖平稳，诸症明显减轻。

按：此患者虽多饮、牙龈肿痛，但无舌红少津，反见舌质淡胖有齿痕、苔薄白、脉沉弦之象，故而刘老师辨证为阴证，乃属脾肾阳虚，气虚表弱。肾阳虚则夜尿频繁，舌质淡胖，脉沉弦；脾虚则矢气多，稍有腹胀，舌有齿痕苔薄白；气虚表弱则汗多，出汗后稍有恶风，多饮，牙龈肿痛、饮多乃因阳虚，虚热上浮所致，故而方用真武汤合四君子汤、桂枝汤化裁，共奏补肾健脾、益气固表之功。

加蜂房补阳而清热解毒，兼治牙龈肿痛之标；用葛根、山药健脾生津止渴治其饮多，《神农本草经》云葛根"主消渴"，刘老师常用葛根治疗糖尿病之口渴多饮者，量常在 30～100g 左右。因岭南地区葛根是民众煲汤药材，日常用一两斤乃常有之事，故量大而安全。另加厚朴、陈皮行气之品，促进胰岛素的分泌，发挥其应有的降糖之用。

运用神应养真丹治脱发

读高中时，语文老师给我讲了一个理发店的广告楹联，让我至今记忆犹新。我记得上联为：虽为毫末技艺；下联为：却是顶上功夫。当时语文老师解释说：理下的头发形如碎末，所以称之为"毫末"，很贴切；由于头发长头顶，故称"顶上"，广告不见"理发"，但却紧扣理发之事，同时，"毫末技艺"，又指这个行当虽看似技艺不怎么样，但却是至高顶上的功夫，一语双关。

对于理发师来讲是去掉头发，让人外貌焕然一新，而中医却是帮患者长头发，让脱发者远离烦恼。虽然脱发只是小病，但亦见医者的顶上功夫，因为疗效的快慢与否全凭医者对于处方用药的把握。如 2015 年 9 月刘老师看过的一则脱发医案即可见其独具匠心。

患者，女，39 岁。2015 年 9 月 1 日初诊。

患者产后脱发 13 年，加重 4 个月。头顶发稀疏，晨起枕头上可见散在脱发，颇以为苦。刻诊：形体中等偏瘦，面色暗黄，头晕眼花，少腹有下坠感，双膝怕风，温覆后好转，大便成形两三天一次，经前烦躁，痛经，睡眠可，舌淡苔腻，脉弦。

辨证为肝肾不足，血瘀湿滞。治当滋补肝肾，活血化湿，方选《外科正宗》的神应养真丹化裁：

川芎 30g，熟地 20g，菟丝子 20g，枸杞子 20g，当归 20g，天麻 10g，木瓜 15g，荆芥 10g，羌活 15g，五味子 6g。7 剂，水煎服。

二诊（2015 年 9 月 11 日）：患者欣喜来告，脱发减少，可见少许毳毛生长，大便已正常。守方再进 10 剂。

《内经》认为脱发多由血气虚、肝肾虚所致。故而治疗相对都是需要较长时间才为功。而此患者服药一周即可见少许毳毛生长，且脱发减少，速度之快在于辨证用药之准确。患者病起于产后，而产后多虚多瘀，故而可见头晕眼花、少腹有下坠感、双膝怕风等肝肾不足之症，亦可见痛经、经前烦躁的瘀血之症。广东虽气候湿热，可近些年来冰冻等损阳生活习惯大行其道，故而患者舌淡苔腻，说明患者湿则有，热不显反而偏寒。方用熟地、菟丝子、枸杞子、五味子、天麻、木瓜滋补肝肾，川芎、当归活血养血，荆芥、羌活祛风胜湿。

刘老师临床治疗脱发喜用大剂量的川芎与当归同用，一则川芎行气血达颠顶之上；二则大量川芎有助于改善头皮的血运，有助于毛发的滋养，与梅花针直接扣头皮有异曲同工之妙；三则可气血同调，诚如《本草汇言》所言："川芎，上行头目，下调经水，中开郁结，血中气药。尝为当归所使，非第治血有功，而治气亦神验也……味辛性阳，气善走窜而无阴凝黏滞之态。虽入血分，又能去一切风，调一切气。"

活用肾着汤治腰痛

肾着汤，又名甘草干姜茯苓白术汤，出自《金匮要略·五脏风寒积聚病脉证并治》："肾着之病，其人身体重，腰中冷，如坐水中，形如水状，反不渴，小便自利，饮食如故，病属下焦，身劳汗出，衣里冷湿，久久得之，腰以下冷痛，腹重如带五千钱，甘姜苓术汤主之。"

对于此方，刘老师临床主要用于太阴虚寒兼水饮之证，如小便急、小便频数或小便涩痛等，或腰部怕冷、胃脘怕冷等症状。运用此方时大便可见先干后溏或者偏溏的情况。刘老师带教时提到，此方运用时要和茯苓桂枝白术甘草汤比较，两张方子都可以温阳化饮，且三药相同，仅桂枝、干姜之异，桂枝可去冲气，故可降心下逆满、止恶心呕吐、起则头眩等冲气之症；干姜旨在燠土胜湿，故可治肾着，症见身重、腰及腰以下冷痛等症。

下面这个医案，就是刘老师灵活运用肾着汤的范例。

莫某，女，49 岁。2015 年 10 月 27 日初诊。

患者主诉腰痛 3 个月，腰酸痛伴有冷汗出。平素汗多，抚之湿冷，睡眠差，口干饮不多，常饮食偏凉则胃痛，大便易溏，小便不利，舌淡苔黄腻，脉滑。辨证为寒湿着腰，久而化热。方选肾着汤合四妙散化裁：

　　炒白术 15g，白茯苓 15g，淡干姜 15g，炙甘草 5g，茅苍术 20g，熟附子 15g，潞党参 15g，怀牛膝 20g，川黄柏 10g，薏苡仁 15g。7 剂，水煎服，日 1 剂。

　　二诊（2015 年 11 月 3 日）：服药后腰酸痛大减，自汗减轻，余症如前。另外患者补充，平素易口腔溃疡及感冒。改用柴胡桂枝干姜汤合交泰丸（北柴胡 15g，肉桂片 6g，淡干姜 6g，黄芩 10g，炙甘草 15g，天花粉 10g，煅牡蛎 30g，黄连 5g，山茱萸 40g）治疗其郁热。后随访症状有所减轻。

　　患者仅腰酸痛伴有冷汗出，并无诉腰部寒冷症状，用肾着汤是否适合？刘老师指出，患者虽然没有如条文描述之腰中冷以及身体重的情况，但腰酸痛伴有冷汗出亦是腰中冷的一种情况；患者汗多抚之湿冷，其形如条文"腰中冷，如坐水中，形如水状"之生动描述，况肾着之病当"反不渴，小便自利"，而此患者口干饮不多、小便不利乃因寒湿久而化热，故而出现湿热的症状，但根源本于寒湿，故而抓其病机，活用经方。方证虽可相对，但不可死执条文，不知变通，且合用四妙散清热利湿利腰脊，另加用茅苍术、熟附子增强止痛祛湿之效，冀达标本兼治之效。二诊腰痛已大减，改为调体治郁热。

Ⅳ 临证验案

五苓散合柴芩温胆汤治疗耳鸣案

辛某，男，78 岁。2014 年 12 月 19 日初诊。

主诉：耳鸣近 3 个月。现左侧耳鸣，自觉如蝉在耳内鸣叫，口苦，无头晕头痛，睡眠可，夜尿 3～4 次，大便成形每日 2 次，舌暗红苔黄腻，脉沉弦。既往有高血压病，今日血压 159/71mmHg。刘老师认为此耳鸣乃因少阳气郁化火，夹杂水腑气化失常，故而方用五苓散合柴芩温胆汤化裁：

柴胡 15g，黄芩 15g，竹茹 15g，枳实 15g，陈皮 10g，法夏 15g，茯苓 15g，炙甘草 5g，肉桂（后下）10g，猪苓 15g，泽泻 20g，白术 15g，生龙骨（先煎）15g，生牡蛎（先煎）15g，石菖蒲 30g，7 剂。

2015 年 2 月 13 日患者因腰酸来诊，诉由于比较难挂到号，自行照上方在外面抓药服用一个多月后耳鸣已除，余症皆明显减轻。

按：耳鸣常为自觉症状，《内经》云："一阳独啸，少阳厥也。"

由于手足少阳经皆会于耳中，故《内经》所指乃耳鸣之实证。此案患者耳鸣，口苦，既往有高血压病，舌暗红苔黄腻，脉沉弦可知为少阳气郁化火，故而方用柴苓温胆汤，加龙骨、牡蛎、石菖蒲降少阳火逆之气；另见夜尿 3～4 次，大便成形每日 2 次，则说明患者还有水腑气化失常之表现，故而用五苓散助膀胱气化。

五苓散合潜阳封髓丹治夜尿频案

龙某，女，53 岁。2015 年 11 月 17 日初诊。

患者因夜尿频影响睡眠来寻求中医治疗。在问诊中得知患者白天小便基本正常，夜间尿意频频，每晚 3～4 次，以致影响睡眠。偶有头晕，易口腔溃疡，大便先干后稀，舌淡苔薄黄，脉双尺沉弦紧。既往史：糜烂性胃窦炎、胃窦多发性溃疡、低 T3 综合征、乳腺增生。刘老师辨证为：膀胱气化不利，水浅不养龙。方用五苓散合潜阳封髓丹化裁：

熟附子（另包，先煎）10g，炒龟甲 10g，川黄柏 10g，淡干姜 15g，炙甘草 10g，玉桂皮 10g，白茯苓 15g，猪苓片 20g，建泽泻 30g，生白术 15g，7 剂。水煎服，日 1 剂。

2015 年 12 月 1 日复诊时，患者述前药后夜尿频繁基本痊愈，偶有夜间起来小便一次即可，睡眠亦随之好转。守方再进 7 剂。

按：夜间多溺常与失眠互为因果，因失眠而思小便，再因小便而影响睡眠。刘老师认为此类病人一定要问清楚是因小便影响睡眠，还是因失眠导致尿频，如若一概于安神方内加补肾涩尿之药，效果常不佳。若因小便而影响睡眠者，当重在治疗其小便。虽夜尿频为肾虚证之一，但夜尿频又不仅仅因为肾虚，且膀胱气化不利才是导致尿频的直接原因。因此，其治疗应温补肾阳，纳气归肾，助膀胱气化。广东气候湿热，凉茶风行，熬夜多，易导致水亏于下，火失其制而离位上奔，常可见舌淡苔黄、口腔溃疡反复发作等逼真火浮游于上，致成火不归原之证。刘老师常用潜阳封髓丹合五苓散治疗此证，如此案患者即是。潜阳封髓丹在温肾阳的同时亦可降虚火，再结合五苓散利湿行水助膀胱气化，气化得权，尿频自可减少。尿频得减，夜寐梦甜亦可得。

五苓散加味治疗口干案

罗某，男，55岁。2017年2月13日初诊。

主诉：口干1月余。1个月前开始口干至今，现口干咽干，饮水则冷热皆可，大便干燥，尿频，小便色白。舌淡苔白，聚关脉。既往无其他重要病史可载。无药物以及食物过敏史。

中医诊断：口干；证候诊断：膀胱气化不利；治法：温阳化气，生津止渴；处方：五苓散加味。

茯苓15g，猪苓15g，泽泻30g，白术15g，桂枝10g，玄参15g，麦冬30g，生地30g，雪梨干30g，黄芩10g，10剂。每日1剂，水煎服，分2次温服。

医嘱：饮食不宜过干过咸，平时宜多吃新鲜水果和蔬菜。

2017 年 3 月 21 日复诊：前药后口干明显好转，大小便已正常。患者补述另有耳鸣、皮肤瘙痒。舌淡红苔薄黄，脉弦滑。改用当归饮子调理。

按：五苓散原为祛湿剂，具有温阳化气、利湿行水之功效，用于阳不化气、水湿内停所致的水肿，症见小便不利、水肿腹胀、呕逆泄泻、渴不思饮等症。此案患者口干咽干，但是尿意频繁，小便色白，因而刘老师断为此口干的根源乃因膀胱气化不利，不能蒸腾津液上承所致。但是患者同时大便干燥，而且口干并非一定要温饮，故而当还有内热伤津之患，因而加用玄参、麦冬、生地、雪梨干、黄芩清热生津，从而标本兼治而获效。

五苓散合小柴胡汤治甲减案

唐某，女，41 岁。2015 年 3 月 27 日初诊。

主诉：全身乏力 1 个月。患者皮肤干燥、枯黄，头发无光泽，疲倦貌，现困倦乏力，眼睑浮肿，腹胀，口干口苦，无饥饿感，难于入睡，夜寐梦多，舌质红，苔薄黄，脉沉。既往有甲减、近视、慢性鼻炎以及慢性咽炎病史。

刘老师认为，此甲状腺功能减退症相当于中医的虚劳病证，属气滞饮停证，治当疏肝理气，温阳化饮。方用五苓散合小柴胡汤化裁。

柴胡 15g，黄芩 10g，法半夏 15g，党参 15g，红枣 20g，生姜 10g，炙甘草 5g，全当归 15g，茯苓 15g，泽泻 30g，炒白术 15g，桂枝尖 10g，升麻 10g，10 剂。日 1 剂，水煎服，分 2 次温服。

二诊（2015 年 4 月 7 日）：前药后困倦乏力已除，眼睑沉重好转，睡眠好转。

按：虚劳是由多种原因所导致的，以脏腑亏损、气血阴阳虚衰为主要病机，以五脏虚证为主要特征的多种慢性病虚弱证候的总称，常见于西医学多个系统的多种慢性、消耗性疾病和功能衰退性疾病。中医内科学常以气虚、血虚、阴虚、阳虚为辨证眼目，而刘老师临床诊疗这方面的疾病主要是以经方方证的证眼为辨证眼目，不受后世脏腑辨证的约束。如此案患者的乏力、口干口苦、无饥饿感、难于入睡、夜寐梦多，为少阳病小柴胡汤证的证眼；困倦、眼睑浮肿、腹胀则为五苓散汤证的证眼，因而采用两方化裁治疗而获得佳效。

茵陈五苓散加味治疗头重案

王某，女，32 岁。2016 年 8 月 5 日初诊。

主诉：头重 2 个月。晨起、午休后头沉重感，梳头后沉重感减轻，目眵多，眠差梦多，烦躁，咽痛，颈腰部不适，小便黄，大便偏干，舌淡红苔薄黄，脉沉。既往无其他重要病史可载，无药物以及食物过敏史。刘老师认为此乃痰湿壅阻型头重，治当祛湿化痰，清热除烦。方用茵陈五苓散加味。

茵陈 30g，茯苓 15g，猪苓 15g，泽泻 15g，白术 15g，桂枝 10g，薏苡仁 30g，杏仁 10g，法半夏 15g，黄芩 15g，石菖蒲 30g，7 剂。每日 1 剂，水煎服，分 2 次温服。

医嘱：多做颈椎保健操，平时少低头玩手机；忌肥腻、辛辣、醇酒之品；节房室，畅情志。

2016 年 8 月 20 日打电话回访，前药后诸症痊愈。

按：此案患者由于痰湿壅蔽清道，致气血不利，沉滞于经隧脉络，从而出现头重；梳头后气血暂通，故而症状可暂时缓解；痰湿日久化热，热为火之渐，而火性炎上，故而患者多见眠差梦多、烦躁，咽痛、目眵多等上焦郁热之症。刘老师用茵陈五苓散祛湿化痰，再加杏仁宣通上焦肺气，从而有助于湿化；薏苡仁健脾渗湿，使用湿热从下而去；法夏、石菖蒲化痰湿，开窍除烦；黄芩清肝热利咽喉。方证合拍，故而一周痊愈。

茵陈五苓散治紫癜案

张某，女，52 岁。2015 年 4 月 28 日初诊。

主诉：紫癜半年余。双下肢有针头至黄豆大小瘀点、对称分布，双下肢轻度水肿且皮肤干燥，头汗多，无腹痛便血。半年前有一次发热、头痛、关节痛后出现下肢皮肤皮下有出血，西医诊断为"紫癜"，经中西医治疗一直未愈。舌质暗红，苔白根部黄，脉滑。刘老师认为，紫癜类似于中医的肌衄，中医常用凉血止血或补气摄血之法，常用方如犀角地黄汤或归脾汤等，但临床是多变的，如此案乃因湿热内蕴所致，法当清热祛湿，凉血止血为主。方用茵陈五苓散化裁。

茵陈30g，茯苓15g，猪苓15g，泽泻30g，生白术15g，桂枝尖10g，石菖蒲10g，木通10g，白豆蔻15g，黄芩15g，紫草15g，赤芍15g，7剂。每日1剂，水煎服，分2次温服。

医嘱：注意休息，饮食宜清淡，忌肥腻、辛辣、醇酒之品。

二诊（2015年5月5日）：前药后紫癜症状控制，皮下瘀点无新发，双下肢水肿减轻，但近来感冒，遂改方调治感冒。

按：《秘传证治要诀及类方·诸血门》云："血从毛孔而出，名曰肌衄。"后世治疗肌衄着重于气血论治，如《赤水玄珠》云："气血亏虚，血随气散者，治宜补血固表，选用当归补血汤、黄芪建中汤、保元汤等方；阴虚火旺者，治宜养阴清火，用凉血地黄汤或当归六黄汤；由胆热而致者，用河间定命散。"刘老师诊治肌衄非常重视舌脉，如本案患者舌质暗红，苔白根部黄，脉滑，说明有湿热内蕴；加之患者双下肢轻度水肿且皮肤干燥，但头汗多，说明水液代谢失常，因而选用茵陈五苓散清热祛湿，再加凉血止血、清热通利之品，故疗效甚好。

小柴胡汤合银翘散治口腔溃疡案

陈某，女，68 岁。于 2016 年 3 月 25 日初诊。

主诉：口腔溃疡半个月。患者半个月前食用辛辣饮食后出现口腔溃疡，现口颊内可见数个溃烂小疱，红肿疼痛，妨碍进食；口干口苦，偶有恶寒且鼻塞，微热，夜间 11 点至 1 点上颌疼痛，大便干燥、两三天一次，舌红苔黄厚，脉滑。既往无其他重要病史可载。无药物以及食物过敏史。刘老师认为，此口腔溃疡乃表郁化热所致，治当以透表散热、和解少阳为主。方用小柴胡汤合银翘散化裁。

金银花 15g，连翘 15g，桔梗 10g，薄荷叶 10g，淡竹叶 10g，炙甘草 5g，生甘草 5g，荆芥穗 10g，牛蒡子 15g，芦根 20g，淡豆豉 10g，柴胡 20g，黄芩 10g，法半夏 10g，5 剂。水煎服，每日 1 剂，分 2 次温服。

医嘱：注意休息，多饮水，饮食宜清淡，忌肥腻、辛辣、醇酒之品。

2016 年 3 月 29 日复诊：口腔溃疡较前明显好转，余症减轻，舌脉如前。守方减其制，再进 5 剂。

按：中医认为口疮多属心脾两经积热上熏所致，实火多用凉膈散，虚火则常用四物汤合滋肾丸加减。可临床上证候是多变的，如此案，虽然患者乃因食用辛辣饮食后所发口腔溃疡，且有大便干燥、溃疡面红肿疼痛等一系列心脾积热之象，但患者同时亦有恶寒且鼻塞、微热的外感风热表证之象，亦有口干口苦之少阳病证。因此，刘老师遵先表后里之法，先辛凉解表，和解散热，不管是用凉膈散抑或用银翘散合小柴胡汤，无非是给邪一出路，权衡邪正，因势利导，不守常法亦可获佳效。

小柴胡汤合当归四逆汤化裁治疗胸痹案

许某，女，50岁。2017年2月7日初诊。

主诉：胸前区疼痛10年余。10年前出现胸前区疼痛，疼痛与情绪及饮食有关，疼痛症状反复发作，近年来发作频率增加，容易感冒，受凉后颈部疼痛，常腰酸伴有四肢冰凉，大小便正常。舌质淡边有齿痕，苔白，脉沉紧。既往无其他重要病史可载。无药物以及食物过敏史。辅助检查：患者自述曾做心脏功能、胃镜检查未发现异常。

中医诊断：胸痹；证候诊断：心肾阳虚，心脉不畅；治法：益气壮阳，温经止痛；处方：小柴胡汤合当归四逆汤化裁。

当归10g，桂枝10g，细辛10g，白芍15g，通草15g，大枣20g，炙甘草10g，柴胡15g，黄芩10g，法半夏15g，党参10g，生姜10g，制附片10g，14剂。每日1剂，水煎服，分2次温服。

医嘱：注意休息，少熬夜；饮食忌肥腻、辛辣、醇酒之品；节房室，畅情志。

2017年2月21日复诊：前药后胸痛明显减轻，但自觉热气，舌淡边有齿痕，苔白，脉细滑。原方加瓜蒌皮，再进7剂。

按：胸痹是因心脉挛急或闭塞引起的膻中部位及左侧胸膺部疼痛为主症的一类病证。其病性虽然分虚实两大类，但常常本虚标实，且病程较长，易反复发作。由于病机为心脉挛急或闭塞，所以常在情绪激动、饱餐之后、劳累过度、寒冷刺激等因素作用下而诱发或加重。胸痹的主要病机为心脉痹阻，其病位以心为主，然其发病多与肝、脾、肾关系密切。此案患者胸前区疼痛反复发作，受凉后颈部疼痛，常腰酸伴有四肢冰凉，舌质淡边有齿痕，苔白，脉沉紧，此乃心肾阳虚所致；疼痛与情绪及饮食有关，此乃心脉不畅，故而刘老师用当归四逆汤温经散寒、养血通脉，用小柴胡汤舒畅心脉，扶正祛邪。此乃活用经方之法，因为当归四逆汤合小柴胡汤一般不用于胸痹的治疗，方虽不同，理法却一。当归四逆汤加附子可以温补心肾，散寒止痛；小柴胡汤可以疏通胸中气滞。

小柴胡加龙骨牡蛎汤治疗磨牙案

林某，男，9岁。2017年2月7日初诊。

主诉：睡觉磨牙4个月。其家长代述患儿夜间睡眠时磨牙，牙齿磨动时常伴有"咯吱咯吱"的声音，喜冷饮，平素性情较为急躁易怒，小便正常，大便偏干。舌红苔黄，脉滑。既往无其他重要病史可载。无药物以及食物过敏史。

中医诊断：龋齿；证候诊断：热盛动风；治法：平息肝风；处方：小柴胡加龙骨牡蛎汤。

柴胡 8g，法半夏 6g，黄芩 5g，大枣 10g，生姜 5g，党参 5g，炙甘草 5g，生龙骨 15g，生牡蛎 15g，7 剂。每日 1 剂，水煎服，分 2 次温服。

医嘱：睡前不可进食，注意饮食卫生，多漱口。

2017 年 2 月 14 日复诊：前药后磨牙明显减轻，大便已正常，现口气重，舌淡红苔薄黄，脉弦。原方合柴芩温胆汤再进 7 剂。

按：常人或小儿睡中上下齿切磨有声，称为龋齿，也叫夏齿，多见于热证。偶尔磨牙对健康影响很小，但长期磨牙，或每次入睡后磨牙的时间太长，则可导致心理及生理上的障碍。小柴胡加龙骨牡蛎汤乃陈瑞春先生常用之方，此方有别于《伤寒论》中柴胡加龙骨牡蛎汤。柴胡加龙骨牡蛎汤有桂枝、大黄、铅丹、茯苓，为治伤寒下后烦悸、谵语的病证，当年陈瑞春先生根据门诊临床烦悸轻、谵语多无的情况，即去掉原方四味，旨在调合肝胆脾胃、气机郁滞之证。刘老师学用陈瑞春先生之法，用此方治疗小儿睡中磨牙，亦重在调合肝胆脾胃，重镇安神息风。

柴胡桂枝汤治疗体虚外感案

黄某，女，33 岁。2017 年 3 月 3 日初诊。

主诉：反复感冒 2 个月。产后 3 个月，近 2 个月每半个月外感一次，现畏寒，流清鼻涕，舌淡嫩苔薄白，脉滑数。实验室检查：肝功八项：未见异常。血细胞分析：血小板平均体积（MPV）12.7fl，血小板分布宽度（PDW）17.7，大型血小板比率（P-LCR）45。甲功三项：促甲状腺素（TSH）：7.07mIU/L。乙肝两对半：乙肝小三阳（1、4、5 阳性）。既往有甲减病史，否认传染病史。无药物以及食物过敏史。

中医诊断：产后感冒；证候诊断：体虚外感；治法：扶正祛邪，疏风解表；处方：柴胡桂枝汤加味。

柴胡 15g，桂枝 10g，法半夏 15g，黄芩 10g，党参 20g，大枣 20g，生姜 5g，炙甘草 5g，白芍 10g，紫苏叶 10g，10 剂。每日 1 剂，水煎服，分 2 次温服。

医嘱：注意休息，多饮水；饮食宜清淡，忌肥腻、辛辣、醇酒之品；节房室，畅情志。

2017 年 3 月 21 日复诊：前药后诸症已除，3 月 15 日来经，量偏少，颜色暗黑，有少许血块；腰酸，肩膀酸痛，舌淡红苔薄白，脉沉弦。改用补中益气汤合真武汤调体，后未再复诊。

按：此例患者反复感冒见于产后，正气不足昭然若揭。仲景云小柴胡汤病机是"血弱气尽，腠理开，邪气因入，与正气相搏"，故而刘老师用柴胡桂枝汤，以解少阳、领邪外出的小柴胡汤与化气调阴阳、解肌合营卫的桂枝汤合方治之。柴胡桂枝汤是刘老师临床非常喜欢用的一张经方，此方可和解少阳，发散太阳，主治太阳少阳合病，一般见于此证的患者多数营养状况一般或偏于瘦弱，部分患者情志不畅或烦躁、失眠，有些会有周期性发作的规律。

柴胡桂枝干姜汤加味治疗口疮案

韩某，男，58岁。2017年3月17日初诊。

主诉：口腔溃疡反复发作近1年。近1年来口腔溃疡反复发作，现口腔可见散在溃疡，疮面颜色淡红，上覆白色黏膜，牙齿松动，易汗出，畏寒，小便正常，大便日两三次、偏稀不成形。舌淡胖、苔薄黄，脉弦。既往无其他重要病史可载。无药物以及食物过敏史。

中医诊断：口疮；证候诊断：上热下寒证；治法：清热敛疮，散寒温脾；处方：柴胡桂枝干姜汤加味。

柴胡15g，肉桂10g，干姜6g，黄芩10g，炙甘草5g，天花粉15g，煅牡蛎30g，党参15g，白术15g，熟附片10g，山药30g，山萸肉30g，10剂。每日1剂，水煎服，分2次温服。

医嘱：注意休息，多饮水；饮食宜清淡，忌肥腻、辛辣、醇酒之品；节房室，畅情志。

2017年4月4日复诊：前药后溃疡已愈，余症皆明显减轻，自觉舒适，大便已成形，舌红苔薄黄，脉弦。原方加三七10g、西洋参10g，再进14剂。另开知柏地黄丸2瓶，嘱咐患者服完汤剂后用丸药巩固。后未再复诊。

按：口疮虽然为小疾，但是常可见反复发作，迁延数十年者，此病往往寒热错杂，并非寒热分明。临床上单纯的寒证或热证易治，而寒热错杂时方中热药与寒药的比例以及选择就破费思量，此最考验医者功夫，唯有临证时入细，辨清寒热病位所在以及究竟是热多还是寒多，方能中鹄。柴胡桂枝干姜汤出自《伤寒论》："伤寒五六日，已发汗而复下之，胸胁满微结，小便不利，渴而不呕，但头汗出，往来寒热，心烦者，此为未解也。柴胡桂枝干姜汤主之。"刘老师常用此方活用于上热下寒所致的口腔溃疡、月经不调、乳腺增生、胃或十二指肠溃疡等。他认为原文中的心烦亦可指诸多疾病反复发作、迁延难愈所致患者心中的不愉快。如此案患者口腔溃疡反复发作1年余，此亦可看做心烦的一种，加之易汗出、畏寒、大便日两三次偏稀不成形，故用柴胡桂枝干姜汤清上温下而获效。

柴胡桂枝干姜汤化裁治疗便溏案

韦某，男，43岁。2017年8月22日初诊。

主诉：便溏半年。大便不成形，一日2次。舌质淡红，苔薄白，脉弦滑有力。既往有鼻炎、乳腺增生病史。无药物以及食物过敏史。

中医诊断：便溏；证候诊断：肝旺脾虚；治法：疏肝健脾，祛湿止泻；处方：柴胡桂枝干姜汤化裁。

柴胡 15g，肉桂 5g，干姜 5g，黄芩 10g，炙甘草 5g，天花粉 10g，党参 15g，煅牡蛎 20g，麸炒白术 30g，山药 15g，马齿苋 20g，石榴皮 30g，桔梗 10g，7 剂。每日 1 剂，水煎服，分 2 次温服。

医嘱：注意休息，多饮水；饮食宜清淡，忌肥腻、辛辣、醇酒之品；节房室，畅情志。

2017 年 8 月 29 日复诊：服药后便溏明显好转，一日 2 次，舌淡红苔黄，脉滑。守方，天花粉改为 15g，煅牡蛎改为 30g，马齿苋改为 30g，再进 14 剂。

按：此案刘老师记录的比较简略，看似几乎无从下手辨证，然而依然可以从舌脉入手。患者大便不成形，舌淡红苔薄白，说明还是有脾虚湿滞之症，然而脉象弦滑有力，可见还有肝火偏旺之象，故而刘老师选用柴胡桂枝干姜汤，清肝胆之火，补脾阳不足，加山药、白术、党参以健脾，加马齿苋、石榴皮以收涩，另外桔梗升提气机，获得良好效果。

柴胡加龙骨牡蛎汤化裁治失眠案

沈某，女，67 岁。2016 年 4 月 22 日初诊。

主诉：睡眠差 2 个月。近期因情绪不畅导致失眠明显故而来诊。现抑郁神情，疲倦貌，睡眠差，不易入睡，常需服用安眠药方可入睡，但夜寐易醒，醒后难于入睡，胸闷，容易惊悸。舌质淡暗，苔薄黄，脉滑尺涩。既往有轻度抑郁、焦虑病史。无药物以及食物过敏史。刘老师认为此失眠乃因肝火扰心所致，治当清肝泻火、镇心安神。方用柴胡加龙骨牡蛎汤化裁。

北柴胡 15g，法半夏 15g，黄芩 10g，大红枣 15g，潞党参 10g，淡干姜 6g，炙甘草 5g，肉桂 6g，生龙骨 30g，生牡蛎 30g，白茯苓 15g，炒大黄 5g，月季花 30g，制香附 15g，7 剂。每日 1 剂，水煎服，分 2 次温服。

医嘱：注意休息；饮食宜清淡，忌肥腻、辛辣、醇酒之品；畅情志，适当户外活动，多和朋友聊天。

2016 年 4 月 29 日复诊：前药后睡眠较好。守方加酸枣仁 40g，再进 7 剂。

按：刘老师临床常用柴胡加龙骨牡蛎汤治疗失眠。他认为胸闷是此方辨证的核心所在，同时也是运用柴胡剂的重要指征，因为胸满闷憋胀是柴胡证之一。柴胡加龙骨牡蛎汤原方有铅丹，一则铅丹这味药现在临床难见，二则铅丹有毒，因此刘老师常用炙甘草代替。如此案，他认为用炙甘草代替铅丹之后，柴胡加龙骨牡蛎汤其实可以看作为小柴胡汤合桂甘龙牡汤加茯苓、大黄而成。小柴胡汤清肝泻热和解少阳，桂甘龙牡汤镇心安神，茯苓祛湿，大黄清热，故收效明显。

柴胡加龙骨牡蛎汤治眩晕案

高某，女，67岁。2015年2月13日初诊。

主诉：头晕3天。

患者面红目赤，3天前不明原因性出现头晕，伴有天旋地转感，甚则呕吐，右侧卧位时头晕明显，右侧耳鸣明显，听力减退，右侧手抖，心慌且每日下午3点左右不适感加重。舌红边有齿痕，苔白厚，脉滑。既往有右侧神经性耳聋、颈椎退行性病变、高血压病、腔隙性脑梗死、糖尿病等病史。辅助检查：血压偏高（160/90mmHg），心电图未见异常，CT检查未见异常。刘老师认为，此乃眩晕病的肝阳上亢证，用平肝潜阳、祛湿化浊法。方选柴胡加龙骨牡蛎汤化裁。

柴胡15g，黄芩10g，法半夏15g，潞党参15g，大红枣20g，生姜片10g，炙甘草5g，陈皮10g，茯苓15g，泽泻30g，桂枝10g，生白术15g，石菖蒲30g，生牡蛎20g，生龙骨20g，5剂。水煎温服，一天1剂，一日3次。

二诊（2015年2月17日）：眩晕略减，呕吐已止，右侧耳鸣减轻，舌苔未化。改用参苓白术散健脾祛湿为主，后随访诸症皆减。

按：眩晕的治疗原则是补虚泻实、调整阴阳。此患者肝阳上亢，因而出现眩晕、高血压、面红目赤、耳鸣等；化火生风则出现手抖、心慌；湿浊上逆则呕吐、苔白厚、脉滑。因而，首诊采用柴胡加龙骨牡蛎汤平肝潜阳，另加陈皮、石菖蒲、泽泻、生白术祛湿化浊。复诊时眩晕略减，余症减轻，但舌苔未化，说明药虽中病，但未得化其根源，故而从调脾胃入手，健脾祛湿。

四逆散合半夏厚朴汤化裁治梅核气案

黄某，女，43 岁。于 2015 年 10 月 13 日初诊。

主诉：咽喉异物感 1 年余。刻下见咽喉不红不肿，亦无疼痛，饮食可以顺利下咽，但患者总感觉喉中有异物，吐之不出，吞之不下，深以为苦；偶有嗳气和烧心感，无胸痛、气促，无呃逆，纳食可，二便正常。舌红苔薄白，脉沉弦。2015 年 8 月 28 日曾于外院行心脏彩超、心电图无明显异常。患者否认怀孕，以往有食管炎病史。

诊断：梅核气。证属气滞痰阻。方用四逆散合半夏厚朴汤化裁。

北柴胡 10g，炙甘草 5g，炒枳壳 10g，杭白芍 10g，姜半夏 15g，川厚朴 15g，紫苏叶 10g，白茯苓 15g，海螵蛸 15g，生姜片 6g，7 剂。水煎服，日 1 剂。

2015 年 11 月 10 日回访，服药后咽喉异物感已消失，无不适，故未来复诊。

按：咽喉异物感女性多见，往往见于性格敏感之人。这类患者易患得患失，思想负担较重，易受心理暗示，故而容易七情郁结，气机不畅而导致痰滞气阻喉中。治疗一般用加味四七汤，而经方医生多选用半夏厚朴汤合四逆散。半夏厚朴汤降气化痰，四逆散疏肝解郁，两方合用可标本兼治，临床效果明显。黄煌老师的八味解郁汤即脱胎于此。海螵蛸一药有收敛止血、涩精止带、制酸敛疮之功，为大家所知，刘老师指出海螵蛸其实还可入肝胆之经，另有舒缓营气、定惊通络之功，对于性格敏感之人所患胃炎、胆囊炎、食管炎等病，常加入辨证方中可增强疗效。

苓桂术甘汤合半夏厚朴汤治腰背冷案

雷某，女，34 岁。2015 年 1 月 27 日初诊。

患者述腰背冰冷半个月。患者半个月前曾行人流手术，术后背腰部冰冷，冰冷部位不固定，而是呈现游走性；大便成形量不多，解大便时费力，常四五天一次；小便清长，头目眩晕，喜叹息。舌淡红，边有齿印，苔白腻；脉沉细。诊断为腰背冷；辨证为脾肾阳虚，风气偏胜。方用苓桂术甘汤合半夏厚朴汤化裁。

白茯苓 15g，生白术 15g，桂枝尖 10g，炙甘草 5g，法半夏 10g，川厚朴 10g，紫苏叶 10g，生姜片 10g，全当归 10g，肉苁蓉 20g，广升麻 10g，生枳壳 10g，7 剂。

2015 年 12 月 8 日因月经先期来诊，述前药后诸症痊愈。

按：阳气虚弱的人一般易出现腰背冰冷，而痰饮患者的背部冰冷与阳虚的冰冷不一样，仲景描述为"夫心下有留饮，其人背寒如掌大"。此患者乃脾肾阳虚体质，加之人流术后护养不当，遭受风邪，故而出现腰背部冰冷呈游走性，乃因风善行数变之性。加之情绪失调，故而喜叹息；气机不畅，则传导不利，故大便不通；脾肾亏虚，清窍失养，则头目眩晕；阳气虚弱，则小便清长、舌淡苔白、脉象沉细。刘老师据患者舌苔白腻而选用苓桂术甘汤温阳健脾兼祛湿之功；因患者风气偏胜，当治其风，而"治风先治血，血行风自灭"，故用当归、肉苁蓉益养血，加之升麻、枳壳升降气机以及半夏厚朴汤行气降气，寓气行则血行之意。方中补肾之药虽仅有肉苁蓉一味，但其用量最大，可温肾益精，暖腰润肠，一物而数用，药不在多，而在力专。

补中益气汤化裁治疗下肢软弱案

徐某，女，50岁。2017年5月9日初诊。

主诉：双下肢乏力近半年。今年年初行宫腔镜检查后休息不足，后出现双下肢疲乏，现站立45～60分钟即需休息方可。精神差，汗不多，睡眠可，大小便正常。舌淡苔白，脉细滑无力。既往无其他重要病史可载。无药物以及食物过敏史。

中医诊断：下肢软弱；证候诊断：气虚证；治法：补中益气。处方：补中益气汤化裁。

黄芪15g，白术15g，陈皮10g，党参10g，柴胡10g，广升麻

10g，炙甘草5g，大枣30g，干姜5g，薏苡仁20g，姜厚朴10g，7剂。每日1剂，水煎服，分2次温服。

医嘱：注意休息；饮食宜多进有营养之品，忌肥腻、辛辣、醇酒之品；节房室，畅情志。

2017年5月16日复诊：前药后下肢乏力好转，舌淡胖，苔白底浮黄，脉细滑。原方加葛根90g、麻黄3g、田七10g，再进14剂。后未再复诊。

按： 补中益气汤是刘老师门诊中常用的一首补益方剂，治疗体倦肢软、少气懒言、面色萎黄、脱肛、子宫脱垂、久泻久痢、崩漏等属脾胃气虚或中气下陷者。具体应用时他常会加行气之品，如厚朴、枳壳，使补而不滞，或加薏苡仁、黄芩等补而不上火。刘老师认为，一般病后或者是手术后四肢软弱，行动无力者，多为气血衰弱，常不作主证治疗。而有些患者因为乏力来诊者，常给予补益之方即可，如补中益气汤、八珍汤、十全大补汤、炙甘草汤等，此证不同于痿证，这一点不可不知。

补中益气汤治疗气短案

陈某，女，39岁。2015年3月17日初诊。

主诉：气短1年余。现自觉呼吸气短，言语无力，不爱说话，气短活动后明显，进食后腹胀，夜尿1次。舌质红，苔薄黄，脉滑。既往有乙肝病史，无家族遗传病史。刘老师认为，此患者气短乃因脾气虚所致,当用补中益气汤化裁,健脾益气为主。

生黄芪20g,党参15g,生白术15g,炙甘草5g,陈皮10g,柴胡10g,升麻10g,全当归10g,黄芩10g,法半夏15g,大红枣20g,生姜片10g,10剂。水煎温服,日1剂,分3次服。

医嘱:注意休息,饮食宜清淡,忌肥腻、辛辣、醇酒之品,节房室。

2015年3月31日复诊:患者述前药后气短症状大减,要求治疗腹胀,遂改用半夏泻心汤。

按:《内经》云:"言而微,终日乃复言者,此夺气是也。"因此,呼吸气短特别是伴有言语轻微者多系气分虚弱。刘老师针对这类患者一般是根据舌苔黏腻与否而采取不同治法,舌苔黏腻者一般从水饮论治。《金匮要略》云:"夫短气有微饮,当从小便去之。"故他常用苓桂术甘汤、五苓散等方化裁治疗。若没有舌苔黏腻的情况则多从气虚论治,如此案即用补中益气汤治疗,用药10剂后患者气虚症状已不明显,而脾虚所致的湿热症状逐渐显现,故而改用半夏泻心汤。

补中益气汤加味治头晕案

陈某,女,54岁。2016年2月26日初诊。

主诉:头晕伴有头痛1月余。患者现面色黄暗,头晕头痛,目不欲睁,目开则觉晕甚,胸闷痛,疲倦乏力,气短懒言,反酸,大小便正常，舌质淡苔薄白，脉沉弦。既往有高血脂、慢性胃炎、乳腺癌化疗术后病史。刘老师认为此头晕乃因中气不足所致，治当健脾益气，宽中和胃。方用补中益气汤加味。

生黄芪20g，潞党参15g，炙甘草5g，广陈皮10g，北柴胡10g，广升麻10g，石菖蒲30g，炒白术15g，怀山药30g，7剂。水煎服，日1剂，分2次温服。

医嘱：注意休息；饮食宜清淡，忌肥腻、辛辣、醇酒之品；节房室，畅情志。

二诊（2016年3月8日）：前药后头晕头痛大减，胸闷痛亦减轻，但近来感冒咳嗽，遂改用柴胡桂枝汤治疗。

按：头晕临床多见，一般虚多实少，中虚患者容易出现反酸、呕恶等症状。此案患者乃乳腺癌化疗术后，一派中气不足之证，气虚则清阳不展而头晕头痛，目不欲睁，目开则觉晕甚；气虚不能振奋精神则疲倦乏力，气短懒言；加之有慢性胃炎病史，故而面色黄暗，反酸；胸闷痛乃浊阴上蒙所致胸阳不展。刘老师用补中益气汤健脾益气治疗主证，另加石菖蒲和怀山药宽中和胃治疗兼证。

补中益气汤加味治疗经期延长案

韦某，女，39岁。2015年5月19日初诊。

主诉：月经15天未净。本月3日来经，至今未净，月经量多、血色淡红，神疲气短，头晕，自行服用阿胶后月经量减少，但淋漓不尽，依旧未净。平素月经周期正常。舌质红，苔白，脉沉涩。去年曾行卵巢囊肿手术。刘老师认为，此患者经期延长乃因气不摄血所致，治当健脾益气、养血止血为主。方用补中益气汤化裁。

生黄芪 50g，生白术 15g，陈皮 10g，党参 15g，炙甘草 5g，全当归 10g，茯苓 15g，大红枣 20g，海螵蛸 20g，阿胶（烊化）10g，炮姜炭 1g，艾叶炭 15g，血余炭 15g，7 剂。每日 1 剂，水煎服，分 2 次温服。

医嘱：注意休息，节房室，畅情志。

2015 年 5 月 26 日复诊：前药后月经已干净，头晕好转。

按：有关经期延长的记载，《诸病源候论》称之为"月水不断"，并且认为其病机为"劳伤经脉，冲任之气虚损，故不能制其经血"。刘老师认为本证虽然原因甚多，但总不离气血二字，如见阴虚血热者，常用黄连阿胶汤、两地汤、清热固经汤等方药治疗；气不摄血者，常用补中益气汤、归脾汤、举元煎等方药治疗；血寒气滞，常用温经汤、逍遥散等方药治疗。同时，刘老师治疗此类疾病常喜用血余炭、炮姜炭、艾叶炭、棕榈炭等炭类止血之品认为此类药物有焦灼之气，焦苦入心，静中有动，往往可达止血不留瘀之功。如此案，在健脾益气的同时，就加了炭类药止血。

补中益气汤合潜阳封髓丹化裁治疗疲乏案

赵某，女，29 岁。2015 年 5 月 19 日初诊。

主诉：疲倦乏力3个月。现容易疲劳，常四肢乏力，浑身困倦，肩部酸痛，口腔溃疡，舌淡苔白，脉弱。刘老师认为，此患者疲乏乃因气血不足、虚火上炎所致，治当益气补中、引火归原。方用补中益气汤合潜阳封髓丹化裁。

生黄芪30g，生白术15g，陈皮10g，升麻10g，柴胡10g，党参15g，炙甘草15g，生甘草10g，当归15g，熟附子10g，炒龟甲15g，黄柏10g，砂仁15g，山茱萸30g，7剂。每日1剂，水煎服，分2次温服。

医嘱：注意休息，不要熬夜；饮食宜清淡，忌肥腻、辛辣、醇酒之品；节房室，畅情志。

2015年5月26日复诊：前药后疲劳大减，口腔溃疡痊愈，但肩部酸痛依旧。守方加麻黄6g、仙鹤草40g，再进7剂。

随访：诸症基本消失。

按：此患者临床表现为一派虚象，但同时有口腔溃疡。刘老师见这一类患者，不管是否有口臭、咽痛、面红等明显热证，只要是舌质不红，常在辨证的基础上加用潜阳封髓丹治疗而获得满意疗效。潜阳封髓丹来源于郑钦安的两个方子，即潜阳丹和封髓丹，前者由砂仁、附子、龟甲、炙甘草组成，有纳气归肾的作用；后者也有纳气归肾的功效，又能补益三焦。郑钦安对封髓丹的解释是："夫黄柏味苦入心，禀天冬寒水之气而入肾，色黄而入脾，脾也者，调和水火之枢也，独此一味，三才之义已具。况西砂辛温，能纳五脏之气而归肾，甘草调和上下，又能伏火，真火伏藏，则人身之根蒂永固，故曰封髓。其中更有至妙者，黄柏之苦，合甘草之甘，苦甘能化阴；西砂之辛，合甘草之甘，辛甘能化阳。阴阳合化，交会中宫，则水火既济，而三才之道，其在斯矣。"广东地区气候湿热，凉茶风行，因而临证常可见上热下寒之象，刘老师对此虽见上热，亦不避附子，常用此方清上热、温下寒而获得良效。

小青龙汤治小儿鼻流清涕案

熊某，男，3岁。于2015年3月24日初诊。

其母代述：小儿鼻塞、流清鼻涕2周。现小儿鼻音重，鼻塞，流清鼻涕，无发热，睡中打鼾，大便不调，苔白厚腻，脉略紧。上周因发热惊厥曾在本院儿科住院治疗，诊断为急性支气管炎及肺炎。经输液治疗后烧退出院，但一直鼻塞、流清鼻涕至今未愈，故而来诊。刘老师认为，此患儿现虽没有恶寒等症，但是结合病史考虑是外寒内饮证，当解表散寒、温肺化饮。方用小青龙汤化裁。

细辛3g，法半夏5g，炙甘草3g，生姜片3g，桂枝尖5g，白芍3g，五味子3g，炙麻黄3g，紫苏叶5g，3剂。水煎温服，一天1剂，分3次饭后服用。

2015年3月31日因咳嗽来笔者门诊就诊，其母代述前药后诸症愈。

按：临床常见感冒发烧的患者，经过输液治疗之后感冒或者发烧能好，但常可见咳嗽或鼻塞、流清鼻涕的情况出现。此类患者多数是刚开始感冒或者发烧时乃因风寒所致，输液常用抗生素等寒凉之品后虽可解感冒或者发烧，但风寒传经入里故可导致鼻塞、流清鼻涕或咳嗽常年难愈。对于此类患者刘老师常用小青龙汤、柴胡桂枝汤等或祛寒，或扶正祛邪，使入里之邪从表而解。

小青龙汤加味治久咳案

张某，女，45岁。2016年3月1日初诊。

主诉咳嗽10余年。患者从10多年前感冒后一直咳嗽至今，头部、背部、双上肢遇冷后咳嗽加重，每次咳嗽时有少量白痰，每逢春季则咳嗽加重。大便黏软，舌淡苔薄黄白，脉细滑。另有慢性咽炎病史。患者为此多方求治，中西药叠进，疗效不佳，又因珠海春季雨水增多，咳嗽严重，经朋友介绍来诊。

诊断：咳嗽；辨证：外寒内饮。处方：小青龙汤加减。

桂枝尖10g，杭白芍10g，北细辛6g，淡干姜10g，炙甘草5g，姜半夏15g，五味子15g，苦杏仁10g，荆芥穗10g，大红枣10g，7剂。

二诊（2016年3月8日）：诉前药后10年咳嗽基本痊愈，欣喜之情溢于言表。要求治疗慢性咽炎并调理身体，遂易方调理。

按：咳嗽的诊治我们习惯分外感咳嗽与内伤咳嗽，外感咳嗽乃因肺主皮毛，最易感受外邪，以从其合，而内伤咳嗽则多属脏气相互影响。可如此案，已经咳嗽10余年，外感乎？内伤乎？临证不可被外感或内伤之字眼限定思维。刘老师临床抓住患者一遇寒冷即咳嗽加重为主证，辨为外寒内饮，饮邪不除则咳无宁日，故而用小青龙汤加减。患者大便黏软，遵仲景意而去麻黄；因咳嗽严重而加苦杏仁以增强止咳之效。另患者有慢性咽炎病史故加荆芥穗以利咽喉，《本草纲目》云荆芥穗有"散风热，清头目，利咽喉，消疮肿"之功。加大红枣一则健脾，二则改善药之口感。方随法出，药随证变，故而10年之病，7剂即愈。

附子理中汤治腹泻案

钟某，男，54岁。2015年6月16日初诊。

主诉：腹泻4个月。大便不成形，每日4～5次，无腹痛，无肛门灼热感，小便正常，舌淡苔白，脉沉紧。无其他重要病史可载，无药物以及食物过敏史。刘老师认为，此患者腹泻乃因脾胃虚寒所致，治当健脾益气、化湿止泻为主。方用附子理中汤化裁。

熟附子15g，党参20g，炒白术30g，干姜20g，炙甘草10g，花椒10g，山药30g，海螵蛸20g，陈皮15g，生麦芽15g，黄芩10g，7剂。每日1剂，水煎服，分2次温服。

医嘱：饮食宜温热，忌肥腻之品。

2015年6月23日复诊：前药后腹泻次数减少，现大便每日1次。守方加桂枝尖15g、大红枣20g、苍术15g，再进7剂巩固治疗。

按：附子理中汤是后人在仲景理中汤的基础上加附子而成，而《伤寒论》中其实并没有把理中汤或丸作为太阴病的主方。理中丸见于《伤寒论·辨霍乱病脉证并治》。太阴病是以吐、利、腹痛、腹满为特征，属于我们现代所说的脾胃虚寒证，仲景提示治法是"当温之"，指出"宜服四逆辈"。刘老师认为，理中汤由人参、白术、干姜、炙甘草四味药组成，当属"四逆辈"无疑，而且理中汤加减法中有"腹满者，去术，加附子一枚；寒者加干姜，足前成四两半"，足证其当属"四逆辈"。因此，后世把此方作为太阴病主方。刘老师常用此方治疗糖尿病、腹泻、咳嗽、腹胀等属于脾胃虚寒者。

附子理中汤合参苓白术散化裁治疗大便频案

王某，男，43 岁，2016 年 7 月 15 日初诊。

主诉：大便次数多反复发作 3 个月。现每日大便五六次，饮酒、进食油腻、生冷之物后大便次数增多，小便正常，舌红苔白，脉弦滑。既往无其他重要病史可载。

中医诊断：大便频；证候诊断：阳虚湿滞证。治法：健脾温阳，渗湿行气。处方：附子理中汤合参苓白术散化裁。

熟附子 10g，党参 15g，炒白术 20g，干姜 10g，炙甘草 5g，山药 20g，莲子 15g，砂仁 5g，薏苡仁 20g，茯苓 15g，白扁豆 15g，陈皮 10g，桔梗 10g，10 剂。每日 1 剂，水煎服，分 2 次温服。

医嘱：饮食宜温热，忌肥腻、辛辣、醇酒之品，少吃生冷、冰冻、凉茶。

2016年8月2日复诊：前药后大便改为一天2次，舌红苔白，脉弦滑。守前方去熟附子，炒白术改为30g，再进6剂。

2016年10月14日因咳嗽来诊，述前药后大便已转为每天1次，故未复诊。

按： 大便一天2次或3次，便下正常，亦无不适感觉，若是习惯如此，一般不作病症。但是此患者每日大便五六次，饮酒、进食油腻、生冷后大便次数增多，说明患者素体阳虚兼有湿滞，故而刘老师采用附子理中汤合参苓白术散化裁，健脾温阳，渗湿行气而获良效。刘老师认为大便频多为中气不足，亦有阳虚为患，如此案则阳虚为主，方证合拍，虽然疗效亦可，但是后期调养不可荒废，如果不改变生活、饮食习惯，此患者大便频之疾患还有可能反复发作。

附子理中汤加味治疗肛门潮湿案

柯某某，男，62岁。2017年3月21日初诊。

诉头晕，伴肛门潮湿、有黏液且质稀量多、偶有坠痛感，神疲乏力，腹胀纳呆，食后嗳气。舌红，苔薄黄润，脉细滑。有头晕病史。

诊断：肛门潮湿（寒湿下注）；治法：温补脾肾、芳香化湿。处方：附子理中汤加味。

苍术 30g，麸炒白术 15g，党参 15g，干姜 10g，炙甘草 10g，熟附子（先煎）10g，大腹皮 15g，山药 20g，芡实 20g，木瓜 20g，木香（后下）10g，马齿苋 30g，10 剂。每日 1 剂，水煎服，分 2 次温服。

医嘱：注意休息，多饮水，保持大便通畅，饮食宜清淡，忌肥腻、辛辣、醇酒之品。

2017 年 4 月 4 日复诊：前药后肛门潮湿明显好转，晚饭后偶有疲乏，舌红苔黄，脉滑。原方去苍术、木瓜、大腹皮，加芦根 20g、瓜蒌皮 15g。再进 7 服，后未再复诊。

按：肛门潮湿者多见于虚实两端。此案患者肛门潮湿，伴有黏液且质稀量多，偶有坠痛感，神疲乏力，腹胀纳呆，食后嗳气，当属虚证，故而刘老师用附子理中汤加味温补脾肾、芳香化湿。药用附子、干姜、党参温补脾肾阳气，驱除在里之寒湿；木香芳香化湿、行气健脾；苍术、麸炒白术、山药、木瓜健脾燥湿；大腹皮、芡实淡渗利湿健脾；马齿苋反佐之用，甘草调合诸药。辨治准确，效如桴鼓。

四君子汤合泻黄散化裁治疗唇炎案

陈某，男，10 岁。2017 年 3 月 24 日初诊。

主诉：唇炎 3 个月。口唇皮肤皲裂，可见血痂，大小便正常，胃纳可，舌淡胖苔黄腻，脉细滑。既往无其他重要病史可载。无药物以及食物过敏史。

中医诊断：唇燥裂；证候诊断：虚热上攻。治法：健脾益气，清泻积热。处方：四君子汤合泻黄散化裁。

党参 10g，茯苓 5g，白术 20g，炙甘草 5g，栀子 5g，防风 10g，生石膏 10g，山药 30g，北沙参 10g，麦冬 15g，10 剂。每日 1 剂，水煎服，分 2 次温服。

医嘱：少熬夜，多饮水，饮食宜清淡，忌肥腻、辛辣、醇酒之品。

2017 年 4 月 11 日复诊：口唇干裂较前好转，舌淡胖苔黄腻，脉滑。前方去栀子，加竹茹 8g、黄芩 5g，再进 10 剂。

5 月 2 日三诊：前药后唇炎已愈，但停药数天后，病情略有复发，较前为轻，舌红苔黄，脉滑。首诊方去党参、栀子、防风，加西洋参 5g，再进 14 剂，后未再复诊。

按：此例患者口唇皮肤皲裂，可见血痂，苔黄腻，脉滑。脾开窍于口，脾胃伏火则可见唇燥裂，但患者大小便正常，舌淡，脉虽滑但可见细脉，由此可见患者不仅仅脾胃伏火，亦有脾胃虚弱的一面，用药不可一派寒凉，当顾及脾胃之虚。因此刘老师用四君子汤健脾益气，泻黄散治伏火。刘老师认为，反复发作的唇燥裂是以脾胃虚弱为本，伏火为标，不可一味寒凉，以致脾虚更甚，病虽可暂缓，但停药后易复发。

桂枝去芍药汤合香砂六君汤治疗心悸案

邹某，女，63 岁。2016 年 2 月 19 日初诊。

主诉：心慌 2 个月。患者肤色偏白。2 个月前出现胸痛、胸闷、心慌，现口唇不发绀，心慌胸闷，活动时无明显加重，但饭后心悸明显，且伴有胃部不适、反酸，乏力，易焦虑急躁，大便正常，舌淡苔薄白有裂纹，聚豆脉。既往无其他重要病史可载。对青霉素过敏。常规心电图、动态心电图以及甲功检查未见异常。刘老师认为，此心悸乃因水饮凌心、脾胃气虚所致，治当益气健脾、振奋心阳为主。方用桂枝去芍药汤合香砂六君汤化裁。

桂枝 10g，红枣 30g，生姜片 10g，炙甘草 10g，白茯苓 15g，党参 15g，生白术 15g，木香 10g，生麦芽 15g，生枳壳 10g，陈皮 10g，7 剂。水煎温服，1 天 1 剂，1 日 3 次。

医嘱：注意休息，多饮水；饮食宜清淡，忌肥腻、辛辣、醇酒之品；畅情志。

二诊（2016 年 2 月 26 日）：前药后心悸症状明显减轻，其他症状依旧。患者补充有畏寒的症状。舌淡，苔薄黄白有裂纹，聚豆脉。守方加熟附子、黄芩，再进 7 剂。

按：桂枝去芍药汤是《伤寒论》中的一个小方，医者往往不喜用之，原方主治"太阳病，下之后，脉促胸满者"。此患者虽然没有脉促，但患者肤色偏白是桂枝体质，心悸且伴有胸闷，因而刘老师选用桂枝去芍药汤。他往往抓住桂枝体质患者易出现胸闷心慌，而用此方获得良好效果。此患者饭后心悸明显，且伴有胃部不适、反酸和乏力乃是脾胃气虚所致，因而合用香砂六君汤。因为患者舌苔有裂纹，故去辛燥之半夏、砂仁防伤胃阴，另加麦芽、枳壳醒脾行气化滞。

注：聚豆脉其实源自刘邵武先生所说的聚脉，也称聚关脉。指的是寸口脉关部独大，寸尺弱而不显，有甚者，关脉聚而如豆，如杏核、如蚯蚓盘行，高出皮肤，视而跳动。提示气郁的病理变化。刘志龙老师为了方便记忆称之为聚豆脉。

葛根芩连汤合三仁汤化裁治疗口燥案

赵某，男，81 岁。2016 年 8 月 16 日初诊。

主诉：口腔干燥数天。患者自觉口腔干燥，但是饮水不多，并非有口渴的感觉，口臭，睡眠差，小便黄赤，大便成形一日两三次，舌红苔黄干，脉滑。既往无其他重要病史可载，无药物以及食物过敏史。刘老师认为此口燥乃假燥，因湿热中阻所致，治当清热祛湿，化浊安神为主。方用葛根芩连汤合三仁汤化裁：

葛根 50g，黄芩 10g，黄连 10g，炙甘草 5g，薏苡仁 20g，杏仁 10g，豆蔻 15g，滑石 15g，法半夏 15g，淡竹叶 10g，煅牡蛎 30g，白术 15g，7 剂。每日 1 剂，水煎服，分 2 次温服。

医嘱：劳逸结合，饮食宜清淡，忌肥腻、辛辣、醇酒之品，畅情志。

2016年8月30日复诊：前药后口燥消失，口臭，睡眠略改善，舌淡苔黄腻，脉沉紧。改方调理而安。

按： 口腔干燥若伴有渴欲饮水者多为里热证，但是此案患者自觉口腔干燥，却饮水不多，并非有口渴的感觉，因此刘老师判断为乃因湿热中阻，津不上承所致，故不用清热生津法，而用清热祛湿法，方选葛根芩连汤合三仁汤化裁。果不其然，药后湿热除去，口自不干燥。

葛根芩连汤合参苓白术散化裁治疗高血压案

李某，男，44岁。2016年8月5日初诊。

主诉：血脂、血压偏高多年。收缩压最高180$^+$，今日血压160/105mmHg，头晕，头胀，口干，夜间睡觉流涎，小便正常，大便偏溏，饮食不慎则易大便不成形，舌淡红苔黄腻，脉沉弦。既往史：2016年2月22日本院行心脏彩超显示：心房稍大。无药物以及食物过敏史。

中医诊断：眩晕；证候诊断：脾胃虚弱，湿热内蕴证。治法：健脾固摄，清利湿热。处方：葛根芩连汤合参苓白术散化裁。

葛根90g，黄芩10g，黄连5g，炙甘草5g，党参10g，茯苓15g，白术20g，白扁豆15g，山药20g，薏苡仁30g，杜仲30g，土茯苓50g，14剂。每日1剂，水煎服，分2次温服。

医嘱：注意休息，少熬夜，控制脾气，饮食不宜过咸，忌肥腻、辛辣、醇酒之品。

以前方为主化裁运用服药至11月8日三诊时，当天血压120/80mmHg，头晕、头胀、口干等症已除。患者补诉有早醒、痔疮的症状。舌淡苔黄腻，脉沉细。继续用前方化裁。

按：患者患病之初以头晕、头胀、口干为主要表现，而且苔黄腻，这些均为湿热内阻之象，故刘老师选用葛根芩连汤以清热利湿。患者有湿热的同时亦有大便偏溏、饮食不慎则易大便不成形、夜间睡觉流涎之脾胃虚弱症，因此合用参苓白术散补脾益气。看似方药杂乱，其实乃行标本兼治之职，故而以此为化裁，用药3个月后血压转为正常。刘老师认为《中医诊断学》八纲分明，分门类别，井然易辨，然而临床常可见寒热虚实错杂之证，即如本案。无怪乎很多中医学子惊叹照书本无法看病，其实是未得课本之精华。课本仅列其常，学习者当举一反三，临床方能圆机活法，探其本源而获佳效。

知柏地黄丸治彻夜难眠案

林某，女，50岁。2016年3月1日初诊。

主诉失眠半年，经常彻夜不眠。现神情焦虑，疲倦貌，患者自觉面部色黑，眠差，甚则彻夜未眠，虽然非常疲倦但无法入眠，需服用艾司唑仑片方能睡3个小时左右；上午以及夜间自觉胸口烘热，后热气上冲，随之汗出而解，且伴有四肢麻木，小便短赤，大便偏溏。舌暗红苔薄黄，脉弦滑。既往有10多年腰椎间盘突出病史，2016年1月份曾在本院做过性激素六项未发现异常。

诊断：失眠；辨证：阴虚内热，热扰心神，兼有痰饮。处方：知柏地黄丸加减。

淮山药30g，山茱萸20g，熟地黄15g，建泽泻10g，粉丹皮10g，白茯苓10g，肥知母10g，盐黄柏10g，炙鳖甲10g，广陈皮10g，7剂。水煎服，日1剂。

二诊（2016年3月8日）：诉服第2剂中药后即可睡7～8小时，从未有过如此香甜的睡眠，现已经停用西药，睡眠大致正常，烘热、汗出症状明显减轻，大便亦调。患者担心失眠反复，故而守方再进7剂。

按： 失眠一证，病因繁杂，方药亦多，每每遇见有些医生一见患者失眠则酸枣仁、夜交藤、合欢花、牡蛎、茯神等养心安神之品杂投，有药无方，效果可想而知。对于失眠的诊疗，刘老师临证一则抓主证，二则抓病机，两者相得益彰，可达执简驭繁之效。如此案患者失眠半年且伴有潮热汗出乃其主症，面部色黑，眠差，甚则彻夜未眠，潮热汗出，小便短赤，舌暗红苔薄黄，可知其为阴虚内热，热扰心神。抓主证是直觉，可通过主证直接出方，而病机则全盘考虑，通过病机来加减方药。《冯氏锦囊秘录·卷十二》云："壮年人肾阴强盛，则睡沉熟而长；老年人阴气衰，则睡轻微易知。"故而采用知柏地黄丸滋阴清热，加用炙鳖甲退其上冲之热气。此患者大便偏溏且伴有四肢麻木、脉象弦滑乃因痰饮所致，故加用陈皮健脾化痰，加减变化照顾周全，故而临床疗效亦可。

知柏地黄丸合玉屏风散治疗多汗症案

王某，女，48岁。2016年8月19日初诊。

主诉：盗汗半年余。患者诉睡觉时常汗出盈身，醒后汗能自行停止，夜间双膝关节下发冷，触诊时发现双膝关节皮肤低于常人体温，小便正常，大便稀溏，一日数次，平素月经量少。既往有痔疮病史，无药物以及食物过敏史。

中医诊断：盗汗；证候诊断：阴虚热扰证。治法：滋阴清热，益气敛汗。处方：知柏地黄丸合玉屏风散加减化裁。

知母10g，黄柏10g，熟地黄15g，山药30g，山茱萸30g，茯苓15g，泽泻10g，丹皮10g，黄芪30g，防风15g，炒白术30g，煅牡蛎30g，10剂。每日1剂，水煎服，分2次温服。

医嘱：注意休息，饮食宜清淡，忌肥腻、辛辣、煎炸、醇酒之品，少熬夜。

2016年8月30日复诊：盗汗明显好转，关节发冷亦好转，大便现已成形，每日2次，舌淡红苔薄黄，脉细。守方加石榴皮30g、炒栀子10g，再进7剂。后电话回访盗汗以及关节发冷痊愈。

按：盗汗的治疗不同于自汗，自汗偏重于益气固表，盗汗偏重于养阴清热为主，然而临床还需圆机活法。如此案，虽然患者以盗汗为主，但亦有大便稀溏一日数次、夜间双膝关节下发冷等脾气不足之症，热扰自然汗出，而气虚亦可引起盗汗出。因此刘老师在滋阴清热的知柏地黄丸基础上，合用益气健脾的玉屏风散。刘老师认为临床自汗、盗汗多见，一般来说自汗多气虚，盗汗多阴虚，但临床所见有时候很难截然分开，因为阴虚热扰，汗出日益，气亦可随津液外出而弱，故对于长时间的盗汗或自汗者，临床最好突出重点，气阴兼顾，方有较好疗效。

玉液汤治疗糖尿病皮肤病案

卫某，男，69岁。2016年6月28日初诊。

主诉：糖尿病3年，伴有皮肤瘙痒近1个月。2013年检查发现糖尿病，口服格列奇特、二甲双胍控制血糖。从2016年6月10日开始，全身出现红疹伴有瘙痒，反复发作而来诊。现全身皮肤可见片状红斑及散在炎性丘疹，颈无畸形，颈肌紧张，后伸明显受限，上中下段棘上、棘旁左右压痛，颈神经根牵拉试验（－），椎间孔压缩试验（－），HOFFMANN征（－），肱二头肌反射正常。疲倦乏力，口渴，小便正常，大便偏干。舌淡胖苔薄黄，脉弦滑。

中医诊断：脾瘅，湿疮；证候诊断：气阴两虚证。治法：益气养阴，润燥止痒。处方：玉液汤。

黄芪30g，山药30g，知母10g，鸡内金15g，葛根100g，天花粉15g，翻白草30g，干石斛20g，丹参20g，桑椹30g，14剂。

每日 1 剂，水煎服，分 2 次温服。

医嘱：忌饮酒、煎炸、肥腻、辛辣刺激饮食。

以玉液汤为主化裁使用，随症加五味子、白芍等养阴之品，至 2016 年 8 月 9 日第四诊，药后皮肤瘙痒未作，大便前干后成形，每日 1 次，舌淡暗苔薄黄，脉弦。一诊方再加五味子 15g、白术 60g、荔枝核 30g。2016 年 10 月 1 日电话回访，述皮肤瘙痒未作。

按：中医治疗普通皮肤病多以祛风养血为主，方法相对比较表浅，而糖尿病皮肤病主要的症状虽然也是皮肤疾病的变化，但其实质却是因为糖尿病引起人体内气血失调，因此其用方思路当以治疗糖尿病为主，治法之根本是调和气血，控制血糖。玉液汤本不治疗皮肤病，但此案患者的皮肤病却是因糖尿病而起，因此诊疗时刘老师从根本入手，治疗糖尿病而并非仅仅只是抓住皮肤病这个标不放，然而诊疗中标亦有所顾及，方中丹参、桑椹这些养血活血之品，正是体现"治风先治血，血行风自灭"之意。

玉液汤化裁治疗糖尿病案

杨某，男，27 岁。2016 年 11 月 29 日复诊。

主诉：糖尿病复诊。近来血糖稳定，空腹血糖 4.1～5.6moml/L，大小便正常，余无明显不适。舌淡红胖、苔黄厚，脉沉细。患者 2016 年 4 月 26 日来诊时述体检发现血糖偏高，空腹血糖 15.59mmol/L，糖化血红蛋白 10.7%，尿酸 552umol/L，谷丙转氨酶

123u/L，心电图提示窦性心动过速。腹部 B 超提示脂肪肝。 无药物以及食物过敏史。

中医诊断：脾瘅；证候诊断：气阴不足，湿浊内蕴证。治法：益气生津，清化湿浊。处方：玉液汤化裁。

黄芪 20g，山药 30g，葛根 100g，翻白草 30g，黄连 10g，西洋参 10g，陈皮 10g，山楂 30g，麦冬 30g，桑椹 30g，神曲 15g，乌梅 15g，蜂房 10g，黄芩 10g，14 剂。每日 1 剂，水煎服，分 2 次温服。

医嘱：注意多运动，控制饮食，2 天 1 剂中药。

2016 年 12 月 27 日复诊：近来血糖稳定，空腹血糖 4.0^+mmol/L，舌淡红胖苔黄，脉沉细。守方再进 14 剂，建议 3 天 1 剂中药。

按：此案患者从 2016 年 4 月 26 日初诊起，至 2016 年 12 月 27 日经十四诊，用玉液汤为主化裁加减使用，用药已半年余，中药逐渐改为两三天 1 剂，依然可以控制血糖，故停药可望。刘老师认为因糖尿病体质改变和所有指标达标是一个漫长的过程，为了让患者不至于对处方产生异议，因此临床不得不守法，但处方却需要灵活多变，每次患者来复诊，看似不同处方，其实理法皆未变，只是临证时精心处置而已，这样患者可心理安稳，让患者觉得医者每次都在耐心细致处方用药而愿放心长期用药。

麻杏甘石汤治疗低热案

王某，女，66 岁。2015 年 7 月 17 日初诊。

主诉：低烧一个半月。体温波动在 37 ～ 38℃，冷汗出，恶风寒，口干，欲呕吐，乏力气短，头痛头晕，皮肤发凉，头部以及手足有发胀感，大便稀溏日三次，小便正常。舌质淡红，苔薄黄，脉弦。既往无其他重要病史可载。无药物以及食物过敏史。血常规、肝胆胰脾彩超、泌尿系彩超未见明显异常。刘老师认为此患者低热乃是郁热证，治当辛凉宣泄，清热和中。处方麻杏甘石汤。

生石膏 50g，炙甘草 5g，生麻黄 10g，苦杏仁 10g，4 剂。每日 1 剂，水煎服，分 2 次温服。

医嘱：注意休息，多饮水，饮食宜清淡，忌肥腻、辛辣、醇酒之品。

2015 年 7 月 21 日复诊：前药后已 2 天未发热，冷汗已止，乏力，时有手心发热感，大便稀溏每日 2 次，舌脉如前。改用小柴胡汤调理善后。

按：麻杏甘石汤是《伤寒论》的经典方剂："发汗后，不可更行桂枝汤，汗出而喘，无大热者，可与麻黄杏仁甘草石膏汤。""下后不可更行桂枝汤，若汗出而喘，无大热者，可与麻黄杏子甘草石膏汤。"虽然《伤寒论》原文记载此方主治"无大热"，但是临床所见很多高热患者亦可出现麻杏甘石汤证，原文"无大热"指的是表无大热，不代表里无大热，故此方不管是高热还是低烧皆可运用。临床常用此方治疗小儿、老人咳喘或发热等见邪热壅肺、外邪未解的郁热证者，可透热外出，属宣透之剂。

归脾汤治疗经期延长案

曾某，女，38岁。2016年4月8日复诊。

主诉：月经13天未干净。平素月经周期正常，末次月经3月27日来潮，至今仍淋漓不断，且近几个月行经期反复外感。现面色淡黄，贫血貌，低烧（体温：37.5℃），嗜睡，胆怯易惊，易疲劳，心烦时哈欠连连，纳差，大小便正常，舌质淡、苔薄白根部黄，脉涩。既往有糜烂性胃炎、缺铁性贫血、癫痫病史。无药物以及食物过敏史。刘老师认为此患者经期延长乃因脾不统血所致，治当健脾益气，固涩止血为主。方用归脾汤化裁。

生白术10g，白茯苓15g，生黄芪40g，龙眼肉15g，炙甘草5g，当归10g，大红枣20g，东阿阿胶10g，血余炭10g，山茱萸30g，艾叶炭10g，党参10g，黄芩10g，制香附15g，玫瑰花20g，7剂。每日1剂，水煎服，分2次温服。

医嘱：注意休息，饮食宜清淡，忌肥腻、辛辣、醇酒之品，节房室，畅情志。

2016年4月19日复诊：前药后第2天月经即已干净，同时低烧亦退，其余诸症减轻。改方调理。

按： 一般认为归脾汤一则可治心脾气血两虚所致的心悸怔忡、健忘失眠、气短乏力、食少等症，二则可治脾不统血所致的妇女崩漏以及月经超前等症。殊不知，此方亦可治疗胆怯易惊、嗜睡、虚劳烦热等症，刘老师即得其秘而用其方，"无它术，为勤读书而多为之"。其实归脾汤治疗这些病证古人早有记载，如《内科摘要》增补归脾汤可治惊悸、盗汗、嗜卧食少、月经不调、赤白带下等，而《医宗金鉴》则又增虚劳烦热、时时恍惚之症。刘老师临床常用此方治疗崩漏、嗜睡、胆怯易惊等。此案患者低烧（体温：37.5℃），心烦时哈欠连连即是虚劳烦热的一种体现，再加之有月经淋漓不尽和气血两虚之证，因此选用归脾汤化裁获得良效。

济川煎合麻子仁丸治便秘案

沈某，女，67 岁。2016 年 5 月 17 日初诊。

主诉： 便秘 10 天。大便 2～4 天一行，大便干燥，排出艰涩困难，臭味重；尿频色白，腹满胀痛，无反跳痛。舌淡暗苔根黄，脉滑。既往有轻度抑郁、焦虑病史。无药物以及食物过敏史。刘老师认为，此患者便秘乃因肾精不足、肠胃燥热所致，治当润肠通便、补气温阳为主。方用济川煎合麻子仁丸化裁。

全当归 10g，怀牛膝 20g，肉苁蓉 30g，建泽泻 10g，广升麻 5g，生枳壳 10g，火麻仁 20g，杭白芍 15g，川厚朴 10g，苦杏仁 10g，生黄芪 20g。7 剂。每日 1 剂，水煎服，分 2 次温服。

医嘱：注意休息，多饮水，多吃水果，饮食宜清淡，忌肥腻、辛辣、醇酒之品，饭后多散步。

2016年5月31日复诊：前药后大便正常，每日1次，但停药后病情复发，较之前减轻，大便两天1次略干，近来感冒咳嗽。遂改方调理。

按：临床便秘多见，但临床疗效有时不显。为何？因便秘不像教科书般虚实寒热分得如此清楚。如此案，刘老师抓住患者大便干燥、排出艰涩困难，小便色白，舌淡暗，诊为肾虚便秘，方用济川煎。但同时患者又有腹满胀痛，大便臭味重，尿频，苔根黄之肠胃燥热证，因而又选用润肠泻热的麻子仁丸。因患者年龄偏大，因而用黄芪易大黄，一则补气以推大便下行，二则防苦泻伤阴。

散偏汤化裁治疗头痛案

吕某，女，70岁。2016年5月3日初诊。

主诉：头痛5年。患者现白天头痛，时痛时止，头部跳动感以前额为甚，偶头晕，体位改变则头晕加重，颈部酸痛不适，出汗一般，偶有心慌，大小便正常，舌红苔黄稍腻，脉弦。既往无其他重要病史可载。无药物以及食物过敏史。本院颅脑CT显示：脑内散在腔梗灶。刘老师认为此头痛乃内伤头痛，治当解痉止痛，理气疏肝为主。方用散偏汤化裁。

川芎30g，杭白芍15g，香白芷15g，白芥子10g，北柴胡

10g，制香附 10g，炙甘草 10g，淡全蝎 10g，大蜈蚣 2 条，粉葛根90g，桂枝尖 10g，大红枣 20g，7 剂。每日 1 剂，水煎服，分 2 次温服。

医嘱：注意休息，饮食适度，劳逸结合，避免外邪侵扰，保持心情舒畅。

二诊（2016 年 5 月 20 日）：前药后症状依旧，舌脉如前。守方加白茯苓 15g、桃仁 10g、牡丹皮 10g，7 剂，煎服法如前，医嘱如前。

三诊（2016 年 6 月 10 日）：前药后头痛大减，其余诸症减轻。

按： 二诊时患者症状依旧，舌脉如前，刘老师沉思良久，在原方基础上合用桂枝茯苓丸；三诊时头痛大减。此案患者瘀血症状并不明显，为何二诊时刘老师合用桂枝茯苓丸后反而头痛大减呢？《医林改错·头痛》论述血府逐瘀汤时的解说可作为此注脚："查患头痛者无表证、无里证、无气虚、无痰饮等证，忽犯忽好，百方不效，用此方一剂而愈。"刘老师常用散偏汤治疗长期不愈的头痛，症见头痛时作时止，或左或右，或前或后，或全头痛，或痛在一点，且常合止痉散（全蝎、蜈蚣）或合桂枝茯苓丸以增强疗效。

芎芷石膏汤合止痉散治头痛案

刘某，男，29 岁。2015 年 7 月 14 日初诊。

主诉：反复头痛 10 年，加重半个月。面色红，晨起头痛明显，每日发作 1 次，每次持续 2 个小时，以太阳穴附近为主，伴有跳跃性疼痛，发作时手脚发麻乏力，疼痛甚则流眼泪，头痛与气温变化无关。舌质红，苔白，脉滑数。脑部 CT 检查未见异常。无其他重要病史可载。刘老师认为此乃风热头痛，治当祛风止痉，散热止痛。方用芎芷石膏汤合止痉散化裁。

川芎 30g，白芷 15g，生石膏 30g，藁本 15g，羌活 15g，杭菊花 15g，葛根 50g，全蝎 10g，蜈蚣 2 条，天麻 15g，法半夏 15g，7剂。每日 1 剂，水煎服，分 2 次温服。

二诊（2015 年 7 月 21 日）：前药后头痛大减，近两日头痛未发，舌脉如前。守方加浙贝母 20g、白芍 30g，再进 7 剂。后随访效果良好。

按：芎芷石膏汤出自《医宗金鉴·卷四十三》，原方由川芎、白芷、石膏、藁本、羌活、菊花组成，主治头痛眩晕，头风盛时发作，日久不愈；外感风热头痛。止痉散由全蝎、蜈蚣组成，具有祛风止痉的作用。刘老师常两方合用治疗风热头痛，效果甚好。此案，患者头痛呈跳跃性疼痛，其实是胀痛的一种表现，再结合面色红、舌质红、苔白、脉滑数的表现，虽然头痛时间长达 10 年，但仍辨为风热头痛，用芎芷石膏汤合止痉散化裁而获效，且芎芷石膏汤本就可治头痛日久不愈。

温经汤化裁治疗头晕案

韦某，男，43岁。2017年6月9日初诊。

主诉：鼻炎数年，头晕2个月。头晕，畏寒，便溏。舌质淡胖，苔黄厚，脉涩。既往有鼻炎病史。无药物以及食物过敏史。

中医诊断：头晕；证候诊断：血虚夹杂湿热。治法：养血活血，清热利湿。处方：温经汤化裁。

吴茱萸5g，川芎10g，当归10g，东阿阿胶10g，白芍10g，党参15g，牡丹皮10g，法半夏15g，炙甘草5g，麦冬20g，盐菟丝子30g，黄芩10g，干姜5g，生牡蛎20g，肉桂10g，茵陈30g，黄柏10g，7剂。每日1剂，水煎服，分2次温服。

医嘱：注意休息，多饮水，饮食宜清淡，忌肥腻、辛辣、醇酒之品，节房室，畅情志。

复诊（2017年7月4日）：前药后鼻炎、头晕明显减轻，舌淡胖苔黄，脉涩。改用丹栀逍遥散化裁。

按：《金匮要略·妇人杂病脉证并治》云："妇人年五十所，病下利数十日不止。暮即发热，少腹里急，腹满，手掌烦热，唇口干燥，何也？师曰：此病属带下，何以故？曾经半产，瘀血在少腹不去。何以知之？其证唇口干燥，故知之，当以温经汤主之。""亦主妇人少腹寒，久不受胎，兼取崩中去血，或月水来过多，及至期不来。"临证时不可因此方出自"妇人杂病篇"即以为仅限于妇科疾病的治疗，那就大大束缚了此方的运用范围。刘老师抓住患者便溏、舌质淡胖、脉涩这几个经方抓手，径用温经汤化裁而获得效果。其实此方临床可以广泛用于妇科疾病、皮肤疾病、慢性炎症、痛症、肝胆疾病等。

玉女煎治牙痛案

曾某，女。2015年2月13日初诊。

主诉：牙痛1周。现牙痛伴有左侧面颊肿痛，牙龈红肿。患者所述疼痛侧上下颌牙齿无龋坏，无咬颌不适或咬颌痛。上颌窦区及颞颌关节区无压痛，浅表淋巴结无肿大，颌下淋巴结扪诊无疼痛。另有腹胀，舌淡红苔黄，脉左弱右弦。既往体健，无冠心病史和心绞痛史。刘老师认为此牙痛乃胃热阴虚，方用玉女煎化裁，以清胃热、滋肾阴为主。处方如下：

生石膏30g，麦冬15g，知母15g，怀牛膝20g，陈皮10g，茯苓15g，肉桂皮5g，砂仁5g，5剂。

患者后因腹胀复诊，问其牙痛的情况，述前药后牙痛已消，现已无不适。

按：玉女煎是治疗胃热的一张名方，由生石膏、熟地黄、知母、麦冬、牛膝组成，常用于治疗牙痛、头痛、糖尿病等有胃热且伴有阴虚的患者。此案刘老师即抓住胃热的本质，而用玉女煎化裁取效。因广东气候湿热，故而刘老师常去熟地黄，加茯苓、陈皮、砂仁等，一则防寒凉伤胃，二则健脾祛湿。

左归丸治腰痛案

郑某，女，36岁。2015年3月24日初诊。

主诉：腰痛1年。现腰痛，弯腰时腰椎疼痛明显，腰部怕冷，腰部活动受限，叩击有舒服感，未见明显压痛点；四肢无浮肿，睡眠差，凌晨五点左右醒。舌质红，苔薄黄有裂纹伴有剥脱，脉细涩。既往有腰椎骨质增生病史，孕2产2。无药物以及食物过敏史。刘老师认为此乃肾虚腰痛，治当滋补肾阴，濡养经脉。方用左归丸化裁。

熟地黄15g，枸杞子15g，怀山药20g，山茱萸20g，炒龟甲15g，川牛膝20g，菟丝子20g，鹿角胶20g，女贞子15g，川续断15g，威灵仙15g，7剂。每日1剂，水煎服，分2次温服。

2015年3月31日复诊：前药后腰痛大减，患者要求改调理睡眠。遂改用酸枣仁汤合黄连阿胶汤治疗其失眠。

按：左归丸是补肾的名方，具有滋阴补肾、强壮腰膝的作用，刘老师常用于治疗肾阴虚导致的腰酸、腰痛、阳痿、早泄、腰腿疼痛等病证。此案患者乃肾阴虚所致，舌脉呈现一派阴虚之象，故药用熟地、枸杞子、山茱萸、山药、龟甲、女贞子滋补肾阴，菟丝子、鹿角胶、川牛膝、续断温肾壮腰，阳中求阴。威灵仙针对患者的腰椎骨质增生，因为威灵仙有消骨刺作用，刘老师常用其治疗骨鳔、腰椎骨质增生等疾病。《药品化义》云其"**性猛急，盖走而不守，宣通十二经络，主治风、湿、痰、壅滞经络中，致成痛风走注，骨节疼痛……血滞痰阻，无不立豁**"。

八正散治疗尿频、尿急案

卢某，女，51岁。2016年8月2日初诊。

主诉：尿频、尿急反复发作1个月。2016年7月2日在康复科按摩后小便涩痛，经口服抗生素以及输液治疗后稍有缓解。现尿道口有肿胀感，不能憋尿，尿频、尿急，无夜尿，小便颜色淡黄；大便正常，时夜寐早醒，无口干口苦。舌红苔黄，脉沉。既往有十二指肠溃疡，无近期禽类接触史，无其他病史。无药物以及食物过敏史。刘老师认为治当清热利湿通淋，八正散化裁。

车前子20g，瞿麦15g，萹蓄10g，滑石15g，栀子10g，川木通10g，炙甘草5g，猪苓20g，茯苓10g，泽泻15g，乌药10g，小茴香6g，5剂。每日1剂，水煎服，分2次温服。

医嘱：饮食宜清淡，忌肥腻、辛辣、醇酒之品，节房室，畅情志，不要憋尿。

患者于2016年9月20日因胃痛来诊，述前药后诸症痊愈，故未复诊。

按：刘老师认为此案患者虽然是康复科按摩后出现小便涩痛，但从其症状表现看依旧是湿热下注为患，故而尿道口有肿胀感，尿频，尿急，舌红苔黄。因湿热日久，加之用抗生素和输液治疗，已有阳虚端倪，故而自我感觉不能憋尿，脉沉，小便颜色淡黄，而大便正常。因此虽然用八正散，但是去通便之大黄，加猪苓、茯苓、泽泻通膀胱、利水道，再加乌药、小茴香辛温之品助膀胱气化，恢复其生理功能。

逍遥散治疗皮肤过敏案

李某，女，42岁。2016年9月13日初诊。

主诉：皮肤过敏反复发作数年。近年来易皮肤过敏，现皮肤可见散在片状红斑及散在炎性丘疹，每因情绪不佳时皮肤过敏加重，常伴有瘙痒烦躁，口干口苦，痛经，经期乳房胀痛感，小便正常，偶有便秘。舌红苔黄稍腻，苔滑。既往无其他重要病史可载，无药物以及食物过敏史。刘老师认为此皮肤过敏症乃因肝郁化火所致，治当疏肝解郁，清热止痒。方用逍遥散化裁。

薄荷15g，生姜5g，白芍20g，柴胡15g，当归15g，白术10g，炙甘草5g，茯苓15g，炒栀子10g，醋香附15g，龙胆草10g，黄柏10g，10剂。每日1剂，水煎服，分2次温服。

医嘱：忌饮酒、煎炸、肥腻、辛辣刺激饮食，畅情志。

2016年10月18日复诊：述前药后皮肤过敏未作。近来食用榴莲后口腔溃疡，自述有霉菌性阴道炎，分泌物呈豆腐渣状，舌红苔黄偏腻，脉细。改用龙胆泻肝汤化裁调理而安。

　　按：皮肤病虽生于外，然大多数由于体内诸多因素引起，与内在气血阴阳之失调相关。如此案患者，每因情绪不佳时皮肤过敏加重，常伴有瘙痒烦躁、口干口苦，且有痛经、经期乳房胀痛感之症，故而刘老师辨证为肝郁化火，方用逍遥散化裁，疏肝解郁，清热止痒而获得良好效果。

徒承篇

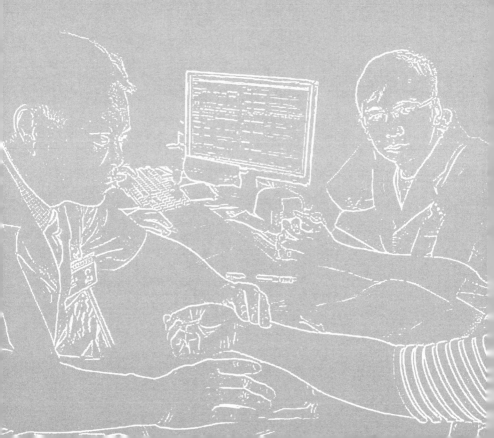

Ⅰ 经方求真

小柴胡汤证识未了

小柴胡汤是张仲景《伤寒论》中的一张名方，因仲景一句"有柴胡证，但见一证便是，不必悉具"而成为临床广泛运用之方，其加减应用被历代医家所喜爱，中医界时有某位医家因为善用柴胡而被称为"某柴胡"。临床关于小柴胡汤的化裁应用范围之广、运用之多，个人觉得无出其右者。笔者虽然学习《伤寒论》多年，似乎感觉认识了小柴胡汤，掌握了小柴胡汤证，可又常遇到困惑，感觉对小柴胡汤证还知之甚少，故而笔者再反复阅读《伤寒论》有关小柴胡汤证的条文，希冀通过逐条解析小柴胡汤的方式，细细品味，挖掘出小柴胡汤证的内涵与外延。

一、太阳病篇小柴胡汤证

太阳病，十日以去，脉浮细而嗜卧者，外已解也。设胸满胁痛者，与小柴胡汤。脉但浮者，与麻黄汤。（37）

解析：

1. 本条文明确告知脉浮细而嗜卧者，外已解也。可脉但浮者，却给予麻黄汤。由此可见：①麻黄汤为解表而设，非为解外而设；②仲景的表证和外证并非同等概念，临床不可不知。对此，日本医家龙野一雄于昭和十九年（1944）下了如下定义，笔者觉得可作为参考："我界定所谓表证即指表现于躯壳的症状（非病理解剖学上的变化），即四肢、头部、躯干（腹侧除外）表面发热、寒冷、发汗、疼痛等症状；所谓里证即指躯壳内部出现的症状，口腔、胸腹部等诸症状是也。所谓内，《伤寒论》中指胃；所谓外，指胃以外的部位。内包括里的一部分，外包括表和里的一部分。里是表以外的部位，包括外的一部分和内。"[1]

2. 本条文当如此看："脉浮细而嗜卧者，外已解也。①设胸满胁痛者，与小柴胡汤；②脉但浮者，与麻黄汤。"仲景由"浮细而嗜卧"推断出外已解，但有些病人另外出现了胸满胁痛，所以给予小柴胡汤；有的病人无胸满胁痛，外已解后只是嗜卧，脉但浮不细，说明体质强壮无血虚，所以给予麻黄汤。由此可得出：①脉细是小柴胡汤的一个重要脉证；②血虚是小柴胡汤证的患病基础；③外感病治疗后若出现嗜卧者当凭脉用药：脉浮细予小柴胡汤，脉浮予麻黄汤，而不是一味地补气血；④治疗外感期间如若患者症状减轻，但增咳时胸满胁痛需用小柴胡汤。

伤寒五六日中风，往来寒热，胸胁苦满，嘿嘿不欲饮食，心烦喜呕，或胸中烦而不呕，或渴，或腹中痛，或胁下痞鞕，或心下

悸、小便不利，或不渴、身有微热，或咳者，小柴胡汤主之。（96）

血弱气尽，腠理开，邪气因入，与正气相抟，结于胁下。正邪纷争，往来寒热，休作有时，嘿嘿不欲饮食。脏腑相连，其痛必下，邪高痛下，故使呕也。一云脏腑相连，其病必下，胁膈中痛。小柴胡汤主之。服柴胡汤已，渴者，属阳明，以法治之。（97）

解析：

1. 第96条承接第95条"太阳病，发热汗出者，此为荣弱卫强，故使汗出，欲救邪风者，宜桂枝汤"而来，说明伤寒中风和太阳中风不同，他们应该是独立的病名，因此临床不可混淆。其实《伤寒论》中有很多中风证，如太阳中风、阳明中风、少阳中风、太阴中风、少阴中风、厥阴中风、妇人中风等。若患者得伤寒中风病证，但见柴胡证的一症，就可与柴胡汤。

2. 第97条说明小柴胡汤证病机乃"血弱气尽，腠理开，邪气因入，与正气相抟，结于胁下"。故而第37条为何外已解，但依旧胸满胁痛，乃因外邪虽解，而血弱未复。因此，《血证论》作者唐宗海治疗血证时就十分推崇和法。他在《血证论·用药宜忌论》中指出："至于和法，则为血证第一良法。表则和其肺气，里则和其肝气，而尤照顾肾气，或补阴以和阳，或损阴以和阳，或逐瘀以和血，或泻水以和气，或补泻兼施，或寒热互用，许多妙义，未能尽举。"

伤寒四五日，身热恶风，颈项强，胁下满，手足温而渴者，小柴胡汤主之。（99）

解析：

此条如果剔除"胁下满"一证，则变成"伤寒四五日，身热恶风，颈项强，手足温而渴者"，极似温病，当用辛凉解表。第99条传递出三条信息：

1. 小柴胡汤的病位在胁下。后世对此进行了扩展。如黄煌教授提出"柴胡带"的概念，他认为临床上应该将胸胁的概念拓宽，诸如甲状腺、胸锁乳突肌、耳颞部等头颈部的两侧、少腹部、腹股沟等都可以作为广义上的胸胁[2]。

2. 小柴胡汤可治温病。温病学派的主要医家对小柴胡汤治疗温病的认识大致有下几点：①适当化裁仍可应用。如《续名医类案》中记载的温热病医案较多，其中不少名家运用小柴胡汤治疗温病时多合栀子豉汤或白虎汤等。②可取小柴胡汤立方之法。如吴鞠通就有"用小柴胡法而小变之，却不用小柴胡之药"之说，用青蒿代替柴胡之用，乃因"青蒿领邪，青蒿较柴胡力软，且芳香逐秽开络之功，则较柴胡有独胜"。③忌小柴胡汤。这种认识与"柴胡劫肝阴"有关[3]。

3. 对于颈项疾病，除了葛根类方，不可忽视柴胡汤类方。江尔逊先生曾用小柴胡汤治愈多例颈项强急患者，学生问其辨证要点何据？江老说："颈项强急，是一个症状，属痉病范畴，很多疾病都可出现。余用小柴胡汤治愈的颈项强急，属于《伤寒论》第99条范围。汤本求真解释此条：'由余之实验，颈项强者，乃自肩胛关节部，沿锁骨上窝之上缘，向颞颥骨乳嘴突起部（即少阳经循行部位）挛急之谓也.' 这就是辨证要点。"[4]

4."三阳证见，治从少阳"，此是仲景以及后世医家在处理表里同病、寒热错杂等复杂病情时的一个常用治疗原则。三阳经中少阳居于表里之间、半表半里之处，其位在中，所居为交通之地；内近阳明之里，外邻太阳之表，内外相洽，所备乃斡旋之功。因此，三阳证见，必以和解少阳为主，使邪从枢外解[5]。如笔者的一则验案可佐证：

男，24 岁。面红，眼有血丝，头痛晕昏沉重，全身酸痛，晚上发热后汗出热不退，偶有怕冷，耳鸣，口酸苦，齿隐痛，咽干，饮多喜凉，腹胀满，多梦易醒，小便多色黄，大便干、一日 1 次，舌苔黄。

柴胡 30g，黄芩 10g，半夏 15g，大枣 6 枚，生姜 3 片，炙甘草 12g，桂枝 15g，芍药 15g，羌活 10g，天麻 15g，葱白 3 段，1 剂。

饭后服用，用后注意避风。

二诊：药后患者诉头痛减退，全身酸痛不明显，但眼有血丝，臂酸，头晕耳鸣，气短，口苦，小便多色白，梦遗，舌黄苔厚，中部黄干。用药后腹泻 1 次，腹泻之前有轻微腹痛。

柴胡 10g，半夏 3g，炙甘草 8g，黄芩 6g，大枣 8 枚，生姜 3 片，天麻 9g，羌活 10g，桂枝 10g，芍药 10g，葱白 3 段，葛根 15g，苍术 6g，1 剂。

饭后服用，用后注意避风。回访，愈。

此案一诊用柴胡桂枝汤，重用柴胡清少阳，用药后腹泻 1 次，腹泻之前有轻微腹痛，说明阳邪已经有出路，寒凉药宜减量用之。时值广州阴雨天气，此乃发汗，"但风气去，湿气在"，故加苍术 6g，以祛湿气[6]。

伤寒，阳脉涩，阴脉弦，法当腹中急痛，先与小建中汤，不差者，小柴胡汤主之。（100）

解析：

1."不通则痛""痛则不通"，故腹中急痛其总的病机在于邪阻三焦，气机不畅。因此，疏通三焦就是治疗腹中急痛之根本，而小柴胡汤可通治三焦而解外，故可解腹中急痛。刘英峰、刘敏则认为：小柴胡汤之"和法"，有三焦生理与病理为其所本，且具有"病主半表半里，治在内外分解""为病寒热夹杂，治须寒温并调""病易虚实相间，治有攻补兼施"的特点[7]。

2. 小柴胡汤脉象可见涩或弦。

伤寒中风，有柴胡证，但见一证便是，不必悉具。凡柴胡汤病证而下之，若柴胡证不罢者，复与柴胡汤，必蒸蒸而振，却复发热汗出而解。（101）

解析：

1."有柴胡证，但见一证便是，不必悉具"的"见一证"指的是第 96 条伤寒中风证里面的任何一症，而非整个《伤寒杂病论》里面小柴胡汤条文中的所有症状。因为本条提及的"伤寒中风，有柴胡证"唯有第 96 条进行了详细的描述，且《伤寒论》"辨可发汗病脉证并治第十六"篇中"中风往来寒热，伤寒五六日以后，胸胁苦满，嘿嘿不欲饮食，烦心喜呕，或胸中烦而不呕，或渴，或腹中痛，或胁下痞鞭，或心下悸、小便不利，或不渴、身有微热，或咳者，属小柴胡汤证"条已经明确说明"属小柴胡汤证"，因此"伤寒中风，有柴胡证"指的就是第96条中描述的相关病证，所以"但见一证便是，不必悉具"仅指第96条中所列的相关病证，而未包含其他条文中提及的小柴胡汤证。

2. 为何易出现"柴胡汤病证而下之"的状况？因为柴胡汤病证是血结，和纯阴结很相似，故而临床易判断错误。

太阳病，过经十余日，反二三下之，后四五日，柴胡证仍在者，先与小柴胡。呕不止，心下急（一云呕止小安），郁郁微烦者，为未解也，与大柴胡汤，下之则愈。（103）

伤寒十三日不解，胸胁满而呕，日晡所发潮热，已而微利。此本柴胡证，下之以不得利，今反利者，知医以丸药下之，此非其治也。潮热者，实也。先宜服小柴胡汤以解外，后以柴胡加芒消汤主之。（104）

解析：

1. 小柴胡汤可解伤寒。李进业认为：古今对柴胡药理作用的认识是一致的。从现代医学的角度看，柴胡的药理作用可完美解决外感病的病因、病理和出现的症状[8]。

2. 小柴胡汤能解外不能解表。"先宜服小柴胡汤以解外"，可知仲景其实是用小柴胡汤解外而非解表。中医界通常说的小柴胡汤解表，那是因为伤寒的一系列症状看似表证，其实是外证。

妇人中风七八日，续得寒热，发作有时。经水适断者，此为热入血室，其血必结，故使如疟状，发作有时，小柴胡汤主之。（144）

解析：

1. 由此条条文可见小柴胡汤可解热，可通血结，可入血分。

2. 小柴胡汤证的"发作有时"是因为"热入血室，其血必结"。

3. 唐容川运用小柴胡汤治疗血证当由此出。唐容川是运用小柴胡汤治疗血证之集大成者，其据病情表里、寒热、虚实之兼夹，以小柴胡汤加减应用治疗各种血证及血证并发症，或血证相关性疾病达70余次，仅在瘀血一节中使用就有5次之多[9]。

伤寒六七日，发热，微恶寒，支节烦疼，微呕，心下支结，外证未去者，柴胡桂枝汤主之。（146）

解析：

1. 呕而发热是小柴胡汤主症之一，临床可据此用小柴胡汤。

2. 此条条文所述的病位在心下，柴胡证病位不典型，但是有微呕而发热，正所谓柴胡汤证具（第149条条文有明证），故而小柴胡汤为必用之方。因为夹杂支节烦疼、心下支结，故合桂枝汤。

伤寒五六日，头汗出，微恶寒，手足冷，心下满，口不欲食，大便鞭，脉细者，此为阳微结，必有表，复有里也。脉沉亦在里也。汗出为阳微，假令纯阴结，不得复有外证，悉入在里，此为半在里半在外也。脉虽沉紧，不得为少阴病。所以然者，阴不得有

汗，今头汗出，故知非少阴也，可与小柴胡汤。设不了了者，得屎而解。（148）

解析：

此段当如此读："伤寒五六日，头汗出，微恶寒，手足冷，心下满，口不欲食，大便鞕，①脉细者，此为阳微结，必有表，复有里也。②脉沉亦在里也，汗出为阳微。③假令纯阴结，不得复有外证，悉入在里，此为半在里半在外也。④脉虽沉紧，不得为少阴病。所以然者，阴不得有汗，今头汗出，故知非少阴也，可与小柴胡汤。⑤设不了了者，得屎而解。"此段说明证同，可凭不同脉象判断是否为"阳微结""阳微"；可结合兼症判断是否为"纯阴结""少阴病"：①阳微结：有表亦有里，可与柴胡桂枝干姜汤；②阳微：在里，可与理中汤；③纯阴结：悉入在里，不得复有外证，可与承气汤；④但此"伤寒五六日，头汗出，微恶寒，手足冷，心下满，口不欲食，大便鞕，脉沉紧"证，不是纯阴结，故仲景说"假令纯阴结"，意在说明纯阴结不得复有外证，此乃是血结，为半在里半在外也，可与小柴胡汤。所以小柴胡汤无表证，但可有外证；

⑤小柴胡汤脉象可见沉紧。

伤寒五六日，呕而发热者，柴胡汤证具，而以他药下之，柴胡证仍在者，复与柴胡汤。此虽已下之，不为逆，必蒸蒸而振，却发热汗出而解。若心下满而鞕痛者，此为结胸也，大陷胸汤主之。但满而不痛者，此为痞，柴胡不中与之，宜半夏泻心汤。（149）

解析：

柴胡汤与半夏泻心汤病位相近，小柴胡汤病位在胁下，半夏泻心汤病位在肠胃。如笔者的一则医案可资佐证：

黄某，男，31岁。2016年6月3日初诊。

主诉近十余年每逢天气变化则出现失眠、遗精等症。近几日外感后出现胃胀、胃脘部烧灼感，乏力，口干口苦，夜寐易醒。小便正常，大便不成形。舌红苔黄腻，脉沉弦尺涩。治则：辛开苦降，消痞散结。方用半夏泻心汤化裁：

法半夏15g，党参10g，黄芩10g，黄连5g，大枣30g，炙甘草5g，干姜10g，煅龙骨15g，煅牡蛎15g，山药20g，姜厚朴10g，锁阳15g，白术10g，桂枝10g，7剂。每日1剂，水煎服，分2次温服。

2016年6月10日复诊：用后虽然胃胀略减，但余症依旧，舌脉如前。治则：疏肝和胃，止痛安神。方用小柴胡加龙骨牡蛎汤化裁：

北柴胡15g，法半夏15g，黄芩10g，大红枣20g，生姜片3g，潞党参15g，炙甘草5g，生龙骨30g，生牡蛎30g，酸枣仁30g，7剂。每日1剂，水煎服，分2次温服。

2016年7月12日三诊：诸症大减，舌淡红苔黄白，脉涩。守方加浙贝母15g，枳实10g，再进7剂。又过月余，失眠好转，遗精症状已有明显改善。[10]

二、阳明病篇小柴胡汤证

阳明病，发潮热，大便溏，小便自可，胸胁满不去者，与小柴胡汤。（229）

解析：

1. 小柴胡汤亦可用于"大便溏"。此"大便溏"是由于胆气抑郁，不能疏土，土不运化水湿所致之证。然而临床不可凡见大便溏都用和法，大便溏出现少阳证时，才可考虑用小柴胡汤，必要时还需加减灵活应用。[11] 传统中医认为阳明病只有热证，那是指的胃家实的情况，实际上，《伤寒论》条文中阳明病中的方证有里证，有非里证；有热证，也有寒证；有实证，也有虚证。笔者认为《伤寒论》阳明病篇中阳明病的治法就不仅仅只有清热泻下一途，而是八法皆可具备[12]，其中和法是阳明病八法中的一法，而阳明病篇中的小柴胡汤证就是和法的代表，故大便溏出现少阳证时，才可考虑用小柴胡汤。

2. 小柴胡汤可用于潮热。本条之潮热，方中行、尤怡等均释为少阳潮热。少阳潮热虽然少见，但其实也有同道进行过相关报道，如谭子燕曾发表"小柴胡汤治疗少阳潮热三则"治验，[13] 叶品良用和解法治疗更年期潮热，方用小柴胡汤和五苓散加减[14]。

阳明病，胁下鞕满，不大便而呕，舌上白胎者，可与小柴胡汤，上焦得通，津液得下，胃气因和，身濈然汗出而解。（230）

解析：

1. 小柴胡汤亦可用于不大便。陈修园认为："不得由枢以出，遂致三焦相混，内外不通矣。上焦不通，津液不下，而为不大便。"
胡希恕先生亦指出："小柴胡汤有通行大便之功，功在疏泄胸胁，
推陈出新，而不在升提。"这说明出现"不大便"，一方面是因为有
热而未尽实，另一方面是因为少阳枢机不利，邪气结于胁下，使得
上焦津液不得往下，而致不大便。[15]

2. 很多人认为小柴胡汤解表，是因为临床用小柴胡汤后可"身
濈然汗出而解"，但仲景已说明此"身濈然汗出而解"并非因为表
解，而是因为"上焦得通，津液得下，胃气因和"的结果，反过
来说明小柴胡汤可以治疗上焦不通，津液不下，胃气不和。再结
合"妇人中风七八日，续得寒热，发作有时。经水适断者，此为热
入血室，其血必结，故使如疟状，发作有时，小柴胡汤主之"以及
"妇人伤寒，发热，经水适来，昼日明了，暮则谵语，如见鬼状者，
此为热入血室。无犯胃气及上二焦，必自愈"这两个条文，可见小
柴胡汤可通治三焦，可入血分（治热入血室）亦可入气分（治胃气
不和），这也是为何小柴胡汤如此广用的原因。

**阳明中风，脉弦浮大而短气，腹都满，胁下及心痛，久按之气
不通，鼻干不得汗，嗜卧，一身及目悉黄，小便难，有潮热，时时
哕，耳前后肿，刺之小差。外不解，病过十日，脉续浮者，与小柴
胡汤。（231）**

解析：

1. 小柴胡汤可治疗腹都满。

2. 小柴胡汤可治疗胁下痛以及心痛。

3. 小柴胡汤可治疗鼻干。

4. 小柴胡汤可治疗一身及目悉黄。

5. 小柴胡汤可治疗小便难。

6. 小柴胡汤可治疗时时哕。

7. 仲景很明确地说："外不解，病过十日，脉续浮者，与小柴胡汤。"说明小柴胡汤解外，非解表。

8. 小柴胡汤证脉象见浮，亦可见弦浮大。

得病二三日，脉弱，无太阳柴胡证，烦躁，心下鞕，至四五日，虽能食，以小承气汤，少少与，微和之，令小安，至六日，与承气汤一升。若不大便六七日，小便少者，虽不受食（一云不大便），但初头鞕，后必溏，未定成鞕，攻之必溏；须小便利，屎定鞕，乃可攻之，宜大承气汤。（251）

解析：

无太阳柴胡证，由此可见柴胡证在六经中可有不同的表现，如在少阳病篇可称为少阳柴胡证，在阳明病篇可称为阳明柴胡证，厥阴病篇可称为厥阴柴胡证。

三、少阳病篇小柴胡汤证

本太阳病不解，转入少阳者，胁下鞕满，干呕不能食，往来寒热，尚未吐下，脉沉紧者，与小柴胡汤。（266）

若已吐、下、发汗、温针，谵语，柴胡汤证罢，此为坏病。知犯何逆，以法治之。（267）

解析：

1.小柴胡汤证的脉象可见沉，或紧，或沉紧。

2.小柴胡汤证在少阳病中的表现为"胁下鞕满，干呕不能食，往来寒热"。

3.柴胡汤证繁杂，可使临床医生误用吐、下、发汗、温针等法治之。

四、厥阴病篇小柴胡汤证

呕而发热者，小柴胡汤主之。（379）

解析：

小柴胡汤证在厥阴病中的表现为"呕而发热"。一般情况下少阳证以口苦、咽干、目眩为纲；小柴胡证以往来寒热、胸胁苦满（胁下鞕满）、口苦咽干目眩、呕而发热或不能食，这四大主症为凭。

五、阴阳易差后劳复病篇小柴胡汤证

伤寒差以后，更发热，小柴胡汤主之。脉浮者，以汗解之；脉沉实（一作紧）者，以下解之。（294）

解析：

1.伤寒解后发热甚者小柴胡汤主之。此条可与温病治法对比来看：《伤寒论》第394条用小柴胡汤治疗伤寒劳复后，更发热者，而《温病条辨》亦有青蒿鳖甲汤治疗温病后期，夜热早凉，热退无

汗症。虽寒温之异如此，但治法则一：伤寒瘥后，要祛余邪，更要扶正气[16]，故用小柴胡汤，而温病热邪已除十之八九，尚留余邪，阴液不足，故用青蒿鳖甲汤养阴透热。因此，从伤寒和温病后期的治疗原则来看，两者是一致的。都要祛余邪，顾护正气[16]。

2. 小柴胡汤证的脉象可见实脉。

3. 脉象不同，用小柴胡汤后的反应亦不同。若脉见浮则汗出而解，脉见沉实则便通而解。由此可知小柴胡汤治疗疾病乃因势利导之法，给邪以出路，邪祛正安，故而小柴胡汤临床中常用于扶正祛邪。

六、可发汗病篇小柴胡汤证

阳明中风，脉弦浮大而短气，腹都满，胁下及心痛，久按之，气不通，鼻干不得汗，嗜卧，一身及目悉黄，小便难，有潮热，时时哕，耳前后肿，刺之小差，外不解，过十日，脉续浮者，与小柴胡汤。脉但浮，无余证者，与麻黄汤用前第七方，不溺，腹满加哕者，不治。

太阳病，十日以去，脉浮细而嗜卧者，外已解也。设胸满胁痛者，与小柴胡汤。脉但浮者，与麻黄汤。

中风往来寒热，伤寒五六日以后，胸胁苦满，嘿嘿不欲饮食，烦心喜呕，或胸中烦而不呕，或渴，或腹中痛，或胁下痞鞕，或心下悸、小便不利，或不渴、身有微热，或咳者，属小柴胡汤证。

伤寒四五日，身热恶风，颈项强，胁下满，手足温而渴者，属小柴胡汤证。

解析：

这些条文说明小柴胡汤可用于发汗，但并非解表而是解外。正因为如此，所以阅读诸家医案时可见很多明明看似太阳病（即太阳伤寒或中风证），用的却是小柴胡汤，最后汗出而解，获得满意效果。此小柴胡汤汗出而解并非解表所致，而是因为"脉浮者，以汗解之"故也。

七、发汗吐下后病篇小柴胡汤证

太阳病，过经十余日，反二三下之，后四五日，柴胡证仍在者，先与小柴胡。呕不止，心下急（一云呕止小安），郁郁微烦者，为未解也，可与大柴胡汤，下之则愈。

伤寒十三日不解，胸胁满而呕，日晡所发潮热，已而微利。此本柴胡，下之不得利，今反利者，知医以丸药下之，此非其治也。潮热者，实也，先服小柴胡汤以解外，后以柴胡加芒消汤主之。

解析：

此两条说明仲景注重先解外，再清里。而且仲景治病讲究辨证论治，步步为营。此两条条文可与《桂林古本伤寒论·卷第三》"传少阳，脉弦而急，口苦，咽干，头晕，目眩，往来寒热，热多寒少，宜小柴胡汤，不差，与大柴胡"互参。

结论

作为少阳病主方的小柴胡汤，在少阳病篇中却只有两条条文，而在太阳病中条文最多，阳明病篇中次之，由此可见：①小柴胡汤证常表现为里证或外证，易与其他方证相混淆；②仲景使用小柴胡汤并非为和解少阳而设；③小柴胡汤在太阳病篇可用于解外发汗，主要解除的是伤寒证或中风证；④外证（伤寒证或中风证）与太阳表证不是同等概念，不可混淆；⑤小柴胡汤脉象不典型，并非传统认识的脉弦细，可见浮、沉、细、紧、实、涩等脉象；⑥小柴胡汤证的发作有时是因为"热入血室，其血必结"；⑦"血结"表现为半在里半在外，故而导致小柴胡汤证常可表现为外证，让世人误以为小柴胡汤可解表；小柴胡汤证亦可表现为里证，让世人不识柴胡证而下之。

［1］陈建国.中日韩经方论坛［M］.北京：中国中医药出版社，2012：177.

［2］刘志龙，黎崇裕.从小柴胡汤谈经方临床活用的七大准则［J］.浙江中医杂志，2016，51（4）：293-295.

［3］吴中平，陈孝银，柯雪帆.温病学派对小柴胡汤的认识及相关探讨［J］.中医杂志，2005，46（11）：859-860.

［4］江长康，江文瑜.经方大师传教录［M］.3版.北京：中国中医药出版社，2015：79-80.

［5］孔德麒."三阳证见，治从少阳"在临床中的应用［J］.中

国中医基础医学杂志，2001，7（4）：69-71.

［6］黎崇裕.一个青年中医之路［M］.北京：中国中医药出版社，2016：148-149.

［7］刘英锋，刘敏.从三焦理论看"和剂"小柴胡汤的后世化裁规律［J］.中国医药学报，2004，19（6）：325-328.

［8］李进业.主以柴胡解伤寒六经辨证——以柴胡作用三个层次论六经辨证实质为八纲辨证［J］.大家健康（下旬版），2014，8（16）：38.

［9］王海鸥.小柴胡汤和血作用初探［J］.中医药导报，2008，14（10）：13-14.

［10］黎崇裕.小柴胡加龙骨牡蛎汤治失眠遗精［N］.中国中医药报，2017-05-26（5）.

［11］曾遥.浅析小柴胡汤治疗"大便硬"与"大便溏"［J］.中医临床研究，2012，4（13）：66-67.

［12］黎崇裕.一个青年中医之路［M］.北京：中国中医药出版社，2016：57-60.

［13］谭子燕.小柴胡汤治疗少阳潮热三则［J］.实用医学杂志，1995，11（6）：411-412.

［14］周晶，贾尚美.叶品良治疗妇女更年期潮热特色经验［J］.陕西中医学院学报，2010，33（6）：38.

［15］曾遥.浅析小柴胡汤治疗"不大便"与"大便硬"［J］.内蒙古中医药，2012，31（16）：118.

［16］吴中平，陈孝银，柯雪帆. 温病学派对小柴胡汤的认识及相关探讨［J］. 中医杂志，2005，46（11）：859-860.

（本文由笔者和刘志龙老师一起撰写，发表于《河南中医》2018 年 4 月第 11 卷第 4 期，第 489 ～ 494 页）

"但见一证便是，不必悉具"之我见

《伤寒论》的内容采用条文列举的方式逐条呈现，条理清晰，言简意赅。条文虽短小精悍，但内涵丰富，可从多角度进行理解，导致后世学者学术观点多不一致，给正确理解张仲景著书原意造成了一定的难度[1]。如《伤寒论》第 101 条 "伤寒中风，有柴胡证，但见一证便是，不必悉具" 就是其中的一例典型。下面就此发表一下个人看法，还望各位方家斧正。

1. 张仲景为何独于柴胡证中提出 "但见一证便是，不必悉具"

张仲景为何不在桂枝证或麻黄证等其他证中说 "但见一证便是，不必悉具"[2]，而仅仅只是在柴胡证中提出 "伤寒中风，有柴胡证，但见一证便是，不必悉具" 呢？通过阅读第 101 条的上下文，我们可以发现，从第 96 条开始，一直到第 102 条，论述的内容都与小柴胡汤有关[3]。所以可以明确的是，这里的柴胡证，张仲景应该指的是小柴胡汤证（后文有详细论述）。而小柴胡汤是张仲景《伤寒论》中著名方剂，小柴胡汤及其加减应用被历代医家所重视，如丹波元坚云："伤寒诸方，惟小柴胡为用最多，而诸病屡称述之。"考《伤寒论》中有关小柴胡汤证条文共有20条（《辨可发汗病脉证并治》篇及《辨发汗吐下后病脉证并治》篇重复条文不计算在内），其中只有2条在少阳病篇，其余18条均散在于其他病篇之中，如太阳病篇有12条，阳明病篇有4条，厥阴病篇及阴阳差后劳复病篇各1条。作为少阳病主方的小柴胡汤，在少阳病篇中却只有2条，而在太阳病中条文最多，阳明病篇中次之，由此可见：①小柴胡汤证常表现为外证或里证，易与其他方证相混淆，概而言之，柴胡证较之桂枝证或麻黄证等更为纷繁复杂，柴胡证临证时往往有多证现象。关于柴胡汤的一方多证现象，张仲景意在言中[4]。②张仲景使用小柴胡汤并非专为和解少阳而设。

2. 张仲景的柴胡汤和柴胡证是什么

（1）《伤寒论》中相关柴胡证和柴胡汤

伤寒中风，有柴胡证，但见一证便是，不必悉具。凡柴胡汤病证而下之，若柴胡证不罢者，复与柴胡汤，必蒸蒸而振，却复发热汗出而解。（101）

太阳病，过经十余日，反二三下之，后四五日，柴胡证仍在者，先与小柴胡。呕不止，心下急（一云呕止小安），郁郁微烦者，为未解也，与大柴胡汤，下之则愈。（103）

伤寒十三日不解，胸胁满而呕，日晡所发潮热，已而微利。此本柴胡证，下之以不得利，今反利者，知医以丸药下之，此非其治也。潮热者，实也。先宜服小柴胡汤以解外，后以柴胡加芒消汤主

之。（104）

太阳病，过经十余日，心下温温欲吐，而胸中痛，大便反溏，腹微满，郁郁微烦。先此时自极吐下者，与调胃承气汤。若不尔者，不可与。但欲呕，胸中痛，微溏者，此非柴胡汤证，以呕故知极吐下也。调胃承气汤。（123）

伤寒五六日，呕而发热者，柴胡汤证具，而以他药下之，柴胡证仍在者，复与柴胡汤。此虽已下之，不为逆，必蒸蒸而振，却发热汗出而解。若心下满而硬痛者，此为结胸也，大陷胸汤主之。但满而不痛者，此为痞，柴胡不中与之，宜半夏泻心汤。（149）

得病二三日，脉弱，无太阳柴胡证，烦躁，心下硬，至四五日，虽能食，以小承气汤，少少与，微和之，令小安，至六日，与承气汤一升。若不大便六七日，小便少者，虽不受食一云不大便，但初头硬，后必溏，未定成硬，攻之必溏；须小便利，屎定硬，乃可攻之，宜大承气汤。（251）

若已吐下、发汗、温针，谵语，柴胡汤证罢，此为坏病。知犯何逆，以法治之。（267）

（2）《金匮要略》中提到柴胡汤的条文

仅在《黄疸病脉证并治第十五》篇中出现过1次：诸黄，腹痛而呕者，宜柴胡汤。必小柴胡汤，方见呕吐中。

《伤寒论》原文提到柴胡汤和柴胡证，其中柴胡汤是柴胡类方中的哪个汤方呢？从《伤寒论》第97条："血弱气尽，腠理开，邪气因入，与正气相抟，结于胁下。正邪纷争，往来寒热，休作有时，嘿嘿不欲饮食。脏腑相连，其痛必下，邪高痛下，故使呕也（一云脏腑相连），其病必下，胁膈中痛，小柴胡汤主之。服柴胡汤已，渴者，属阳明，以法治之。"可以看出张仲景的柴胡汤当是小柴胡汤的简写。但孤证不立，而在张仲景另外一个著作《金匮要略》中则明确说明："诸黄，腹痛而呕者，宜柴胡汤。必小柴胡汤，方见呕吐中。"所以张仲景的柴胡汤是小柴胡汤确证无疑，承接第97 条的第98 条中提到的柴胡汤亦是指的小柴胡汤。

　　而《伤寒论》第101 条："伤寒中风，有柴胡证，但见一证便是，不必悉具。凡柴胡汤病证而下之，若柴胡证不罢者，复与柴胡汤，必蒸蒸而振，却复发热汗出而解。"是承接第100 条："伤寒，阳脉涩，阴脉弦，法当腹中急痛，先与小建中汤，不差者，小柴胡汤主之。"所以可以认为柴胡证指的就是小柴胡汤证，但孤证不立，故而再结合《伤寒论》第103 条："太阳病，过经十余日，反二三下之，后四五日，柴胡证仍在者，先与小柴胡。呕不止，心下急（一云呕止小安），郁郁微烦者，为未解也，与大柴胡汤，下之则愈。"明确指出"柴胡证仍在者，先与小柴胡"。如果柴胡证出现变数之后才用大柴胡汤，以及第104 条："伤寒十三日不解，胸胁满而呕，日晡所发潮热，已而微利。此本柴胡证，下之以不得利，今反利者，知医以丸药下之，此非其治也。潮热者，实也。先宜服小柴胡汤以解外，后以柴胡加芒消汤主之。"本柴胡证下之后病不解，依然先用"小柴胡汤以解外，后以柴胡加芒消汤主之"。所以张仲景的柴胡证当是指的小柴胡汤证无疑。

3. 张仲景为何提"伤寒中风，有柴胡证"

《伤寒论》第101条"伤寒中风，有柴胡证，但见一证便是，不必悉具。凡柴胡汤病证而下之，若柴胡证不罢者，复与柴胡汤，必蒸蒸而振，却复发热汗出而解"中，张仲景为何提"伤寒中风，有柴胡证"，而不直接说"伤寒中风柴胡证"？这样不是更加言简意赅？由此可见伤寒中风可以有柴胡证，也可以无柴胡证。如《伤寒论》第251条即是明确提到无柴胡证的情况："得病二三日，脉弱，无太阳柴胡证，烦躁，心下鞕，至四五日，虽能食，以小承气汤，少少与，微和之，令小安，至六日，与承气汤一升。若不大便六七日，小便少者，虽不受食一云不大便，但初头鞕，后必溏，未定成鞕，攻之必溏；须小便利，屎定鞕，乃可攻之，宜大承气汤。"因此第101条提到的柴胡证指的是"伤寒中风"病证里面的柴胡证，其他条文中的柴胡证并非张仲景在此条中所指的柴胡证。而第101条中提及的"伤寒中风，有柴胡证"，只有第96条进行了详细的描述："伤寒五六日中风，往来寒热，胸胁苦满，嘿嘿不欲饮食，心烦喜呕，或胸中烦而不呕，或渴，或腹中痛，或胁下痞鞕，或心下悸、小便不利，或不渴、身有微热，或咳者，小柴胡汤主之。"但孤证不立，故而在《伤寒论·辨可发汗病脉证并治第十六》篇中云："中风往来寒热，伤寒五六日以后，胸胁苦满，嘿嘿不欲饮食，烦心喜呕，或胸中烦而不呕，或渴，或腹中痛，或胁下痞鞕，或心下悸、小便不利，或不渴、身有微热，或咳者，属小柴胡汤证。"更加明确地提到此"属小柴胡汤证"。所以"伤寒中风，有柴胡证"

指的就是《伤寒论》第96条中的病证，故而"但见一证便是，不必悉具"仅仅指的是第96条中的病证，而不包括其他条文中提到的小柴胡汤证。

4. 张仲景为何提出但见"一证"便是，不必悉具

由上所述，张仲景"伤寒中风，有柴胡证，但见一证便是，不必悉具"中的"一证"，指的是第96条"伤寒中风"条文里面病证的其中"一证"，其中包括有四大主证："往来寒热""胸胁苦满""嘿嘿不欲饮食""心烦喜呕"以及七个或然证（"或胸中烦而不呕""或渴""或腹中痛""或胁下痞鞕""或心下悸、小便不利""或不渴、身有微热""或咳"），一共十一个病证，所谓病证繁多，张仲景怕后人对此无所适从，束缚小柴胡汤之用，故而先明言"但见一证便是，不必悉具"。

5. 张仲景对于"有柴胡证，但见一证便是，不必悉具"的担忧

张仲景虽然明言"但见一证便是，不必悉具"，但是又担心后人只知方症对应，见任一类似证即用小柴胡汤而不顾及其他，故而紧接着第98条谆谆告诫"得病六七日，脉迟浮弱，恶风寒，手足温，医二三下之，不能食，而胁下满痛，面目及身黄，颈项强，小便难者，与柴胡汤，后必下重。本渴饮水而呕者，柴胡不中与也，食谷者哕"为不可用小柴胡汤的情况。

此条"不能食""胁下满痛""小便难""本渴"的病证与第96条"嘿嘿不欲饮食""胸胁苦满""小便不利""渴"的病证十分相似，但细细分析，却又不相同：①"不能食"是完全不能吃，而

"嘿嘿不欲饮食"是不想吃但其实还是可以吃；②"胁下满痛"是胁下不但满且痛，而"胸胁苦满"只是苦于满并未见痛；③"小便难"与"小便不利"相似，但是张仲景在小便不利之或然证中明确提到"或心下悸、小便不利"，把"心下悸"和"小便不利"放在一起组成一个或然证，说明不能光看"小便不利"，还需看是否有"心下悸"，只有这两者同时存在才可以"但见一证便是"而用小柴胡汤；④"本渴"是第98条解释柴胡为何不中而提到的，说明得病六七日，本已有渴且饮水则呕，张仲景在此略写而已，所以说"与柴胡汤，后必下重。本渴饮水而呕者，柴胡不中与也"。而第96条中的"渴"只是口渴而已，并没有饮水则呕的情况，且条文中的"心烦喜呕"也只是"喜呕"并非"饮水则呕"。

综上所述，《伤寒论》第101条"伤寒中风，有柴胡证，但见一证便是，不必悉具"中的"有柴胡证"指的是第96条的"有小柴胡汤证"，而"但见一证便是"中的"一证"指的是第96条中的四大主证以及七个或然证。

[1] 梅之凌. 浅析"但见一证便是，不必悉具"[J]. 云南中医学院学报，2013，36（4）：85-87.

[2] 王国斌. 论"有柴胡证"与"但见一证便是"[J]. 中医药导报，2010，16（5）：11-13.

[3] 李春花，罗辉，刘少琼. 试论柴胡证"但见一证便是"[J]. 浙江中医杂志，2011，46（9）：669.

　　[4] 王国斌. 论"有柴胡证"与"但见一证便是"[J]. 中医药导报, 2010, 16 (5): 11-13.

　　（本文由笔者和刘志龙老师一起撰写, 原文发表于《中医药通报》2017年10月第16卷第5期, 第12～14页）

小柴胡汤变证

　　有些同道认为, 患者服用柴胡剂后出现口干渴、烦躁、不寐等, 即古人所说"劫肝阴"之症。而笔者觉得, 这个推论值得商榷。服用柴胡剂后出现口渴等症状其实仲景是有明文的, 并非"柴胡劫肝阴"所致, 而是服药后病的变证而已, 只是我们后人不识罢了。

　　如《伤寒论》第97条:"血弱气尽, 腠理开, 邪气因入, 与正气相抟, 结于胁下。正邪纷争, 往来寒热, 休作有时, 嘿嘿不欲饮食。脏腑相连, 其痛必下, 邪高痛下, 故使呕也。小柴胡汤主之。服柴胡汤已, 渴者, 属阳明, 以法治之。"原文明确提出:"服柴胡汤已, 渴者, 属阳明, 以法治之。"即服用柴胡汤后出现渴是病的变证, 和"柴胡劫肝阴"没有关联。

　　那服柴胡汤后为什么会出现渴呢? 一则可能是原本有阳明之热, 但当时以少阳病证为主, 医生此时忽略了阳明之热, 用柴胡剂后少阳已解, 阳明之余热显现故口大渴; 二则原无阳明之热, 但用柴胡汤后少阳虽得解，病情出现变化，入阳明化热，故而出现口渴。

其实服用小柴胡汤后的变证不止这些，仲景在原文中还提到：

"得病六七日，脉迟浮弱，恶风寒，手足温。医二三下之，不能食，而胁下满痛，面目及身黄，颈项强，小便难者，与柴胡汤，后必下重。本渴饮水而呕者，柴胡汤不中与也。食谷者哕。"（第98条）服柴胡汤后出现"下重"的症状，我们从"脉迟浮弱，恶风寒，手足温"可知邪已在太阴，中焦虚寒，脾阳受累，但以手足温而误用攻下之法，必伤中阳，脾阳虚寒更甚，以致运化失职，寒湿内生，从而可见胁下满痛等症状，若续误以邪侵少阳，枢机不利，而投以小柴胡汤，必致脾气虚弱，中气下陷之泄泻下利重症，此时可用《外台》茯苓饮治之。

"伤寒中风，有柴胡证，但见一证便是，不必悉具。凡柴胡汤病证而下之，若柴胡证不罢者，复与柴胡汤，必蒸蒸而振，却复发热汗出而解。"（第101条）服柴胡汤后出现"蒸蒸而振，却复发热"的症状，接着汗出病愈，无须再用其他药物。

"太阳病，过经十余日，反二三下之，后四五日，柴胡证仍在者，先与小柴胡。呕不止，心下急，郁郁微烦者，为未解也，与大柴胡汤，下之则愈。"（第103条）服柴胡汤后出现"呕不止，心下急，郁郁微烦"的症状，然后通过大柴胡汤下其郁热而愈。

"伤寒五六日，头汗出，微恶寒，手足冷，心下满，口不欲食，大便鞕，脉细者，此为阳微结，必有表，复有里也。脉沉亦在里也。汗出为阳微，假令纯阴结，不得复有外证，悉入在里，此为半在里半在外也。脉虽沉紧，不得为少阴病。所以然者，阴不得有汗，今头汗出，故知非少阴也，可与小柴胡汤。设不了了者，得屎而解。"（第 148 条）服柴胡汤后出现病情依旧，病"不了了者"，勿妄治，待其出恭，可"得屎而解"。

"伤寒五六日，呕而发热者，柴胡汤证具，而以他药下之，柴胡证仍在者，复与柴胡汤。此虽已下之，不为逆，必蒸蒸而振，却发热汗出而解。若心下满而鞕痛者，此为结胸也，大陷胸汤主之。但满而不痛者，此为痞，柴胡不中与之，宜半夏泻心汤。"（第 149 条）服柴胡汤后一则可能出现"蒸蒸而振，却发热"的症状，接着汗出病愈，无须再用其他药物；二则可能出现"心下满而鞕痛"的结胸症状，此时当用大陷胸汤治疗；三则可能出现"痞"，需改用半夏泻心汤治疗痞证。

所以服柴胡汤后变证多，医家当详观，方可应对多变的临床。

小柴胡汤可治疗小儿便秘

如今社会，独生子女增多，往往家中几个老人围着一个小孩转，生怕小儿营养不良，常让孩子大量摄入高蛋白饮食犹觉不够，故而临床门诊常可见因为便秘来就诊之儿童。

此类儿童，一般发育良好，大便常干结难解，费时费力，更偶有导致肛裂而大便表层带有新鲜血液。因小儿乃稚阴稚阳之体，常规大黄、番泻叶等苦寒泻药家长不敢用，无奈之时用开塞露。

笔者临床观察，此类患者多为肝旺脾虚之体，性情急躁，容易发怒，甚至喜打人咬人，好动多汗，手心常热，睡眠不安，形瘦色苍，初时食纳可，便秘后食欲减退，而食欲减退后，家长唯恐营养不足，更增高蛋白饮食，如此恶性循环，病遂棘手难解。饮食倍增，伤及脾胃，日久则导致脾胃虚弱，甚则变为疳积。笔者常用小柴胡汤加味治疗，每每可获得良效。

用小柴胡汤加味治疗小儿便秘乃受《金匮要略》小柴胡汤条文启发。《金匮要略·妇人产后病脉证治第二十一》记载："产妇郁冒，其脉微弱，不能食，大便反坚，但头汗出，所以然者，血虚而厥，厥而必冒。冒家欲解，必大汗出。以血虚下厥，孤阳上出，故头汗出。所以产妇喜汗出者，亡阴血虚，阳气独盛，故当汗出，阴阳乃复。大便坚，呕不能食，小柴胡汤主之。"另外《伤寒论》第230条亦云："阳明病，胁下鞕满，不大便而呕，舌上白胎者，可与小柴胡汤，上焦得通，津液得下，胃气因和，身濈然汗出而解。"

小柴胡汤在原文中是治疗女性产后失血出汗，津液亏损之便秘，而便秘之小儿由于高蛋白饮食摄入过多，导致热量过剩，常多汗多动，汗多则导致亡津液胃燥，而便结难解，故亦可用小柴胡汤化裁治疗，且小柴胡汤之所以能通便，是因为"上焦得通，津液得下，胃气因和"的缘故。陈修园认为，不得由枢以出，遂致三焦相混，内外不通矣。上焦不通，津液不下，而为不大便。说明出现"不大便"，一方面是因为有热而未尽实，另一方面是因为少阳枢机不利，邪气结于胁下，使得上焦津液不得往下，而致不大便[1]。目前，随着人们对中医中药研究的深入，逐渐发现小柴胡汤治疗便秘的可能机制有4方面，包括：①服用小柴胡汤后，主要在肠道内被细菌分解，能够有效促进肠蠕动和提高直肠敏感性，从而促进排便；②小柴胡汤中的有效成分可以改变电解质运输，促进水分进入肠腔中，从而使肠腔中的水分增多，缓解便秘；③小柴胡汤进入肠道后，能够有效润滑肠壁和粪便，将粪便软化，从而减少粪便在肠腔中的阻力，有利于粪便在肠腔内向下移动；④选择性作用于结肠平滑肌，改善肠神经[2]。

案1：熊某，男，3岁。2015年4月17日就诊。

其母代述，小儿近来食欲大增，尔后大便干结，如羊屎状，2天一次，无腹痛腹胀呕吐，小便正常，鼻腔干燥，偶有鼻腔出血。舌苔正常，脉沉。

方药：柴胡10g，北沙参10g，黄芩3g，水半夏6g，炙甘草3g，蜜枣30g，生姜1片，全瓜蒌10g，枳实10g，白芍10g，桔梗6g。5剂。

服药后当晚大便即通畅成形，后继续服完5剂，大便不再干结。嘱其控制高蛋白摄入，饮食要荤素搭配。

案2：路某，男，1岁6个月。2015年10月5日就诊。

家长代述，小儿长期大便干结，大便如羊屎状，脾气急躁，多汗口不渴，小便正常。舌红苔薄白，指纹浮紫。

方药：柴胡10g，黄芩6g，水半夏10g，党参6g，枳实10g，白芍 10g，甘草 3g，红枣 6g，生姜 1 片。3 剂。

回访，药后排便顺畅，停药后排便亦正常，嘱停药观察，并后进行健康宣教。

［1］曾遥. 论小柴胡汤治疗两种不同原因便秘的机理［J］. 北方药学，2012，9（7）：91.

［2］彭军良，陆金根，姚向阳，等. 小柴胡汤治疗便秘临证体会［J］. 中国社区医师，2017，33（28）：14-15.

酸枣仁汤为何用川芎

酸枣仁汤是仲景治疗失眠的一首名方。仲景在《金匮要略·血痹虚劳病脉证并治》云："虚劳虚烦不得眠，酸枣仁汤主之。酸枣仁汤方：酸枣仁二升，川芎二两，茯苓二两，知母二两，甘草一两（《深师》有生姜二两）。上五味，以水八升，煮酸枣仁，得六升，内诸药，煮取三升，分温三服。"酸枣仁汤药味不多，配伍精简，其中川芎在此方之用甚是可疑？因为后世治疗失眠处方中很少使用川芎这味药。

本方主治虚劳虚烦不得眠，多数方剂学教材认为是因心肝阴血不足、阴虚内热、虚火扰心所致。既然如此为何还用温燥的川芎？岂不加重阴血不足、阴虚内热、虚火扰心之因。

方剂学教材在方解中认为，肝体阴而用阳，故川芎之用取其调畅肝气之效，与君药相配，酸收辛散并用，体用并治，相反相成，具养血调肝之妙，为佐药。既然是调畅肝气，且要达辛散之效，为何用川芎，而不用其他疏肝药物呢？如疏肝且辛润的防风、辛凉的薄荷、苦辛微寒的柴胡、辛微苦微甘平的香附，这些药物既可以疏肝，又没有温燥伤阴血之弊端，不是更加合适？

记得大学期间，广州中医药大学第一附属医院黎同明老师在给我们讲述酸枣仁汤时提到川芎除了能调畅肝气外，还能上行头目，这里是一药两用。《本草汇言》云："川芎，上行头目，下调经水，中开郁结，血中气药。尝为当归所使，非第治血有功，而治气亦神验也……味辛性阳，气善走窜而无阴凝黏滞之态。虽入血分，又能去一切风，调一切气。"黎老师同时指出，凡是治疗肝病，用药配伍多用疏肝药加补血药，而酸枣仁汤中是用酸枣仁补血，用川芎疏肝。

在课堂上笔者补充道：现代药理研究认为，川芎上能通过血脑屏障，下能通过血睾屏障，引药直入病所，故而治疗失眠的处方中若加一味川芎可使药效增加，获得黎老师赞同。

其实酸枣仁汤不但为治疗肝血不足引起的失眠提供了有效的方剂，而且开创了"养血疏肝安神法"这一治疗原则，对后世影响极其深远。后世不少治疗失眠的方剂都是在此基础上化裁而成，如《千金方》中的酸枣汤、《外台秘要》中的小酸枣汤、《太平圣惠方》中的酸枣散、《类证活人书》中的酸枣汤，都是治疗失眠的有效方剂。

另外需要注意的是,《医宗金鉴》中亦有酸枣仁汤,由酸枣仁、当归、白芍、生地、知母、黄柏、茯苓、黄芪、五味子、人参组成,主治心虚不固引起的盗汗。方名虽同,功用主治则异,临床不可混淆。

关于附子汤两个问题的思考

附子汤出自《伤寒论》第304条和305条,由附子(炮,去皮,破八片)二枚、茯苓三两、人参二两、白术四两、芍药三两组成。《伤寒论》第304条言:"少阴病,得之一二日,口中和,其背恶寒者,当灸之,附子汤主之。"《伤寒论》第305条言:"少阴病,身体痛,手足寒,骨节痛,脉沉者,附子汤主之。"此方《金匮要略》第二十篇亦载:"妇人怀娠六七月,脉弦发热,其胎愈胀,腹痛恶寒者,少腹如扇,所以然者,子脏开故也,当以附子汤温其脏。"

笔者编著《100首经方方证要点》时曾详列附子汤的方解、方歌、方证要点、临床扩展运用等,且与真武汤、桂枝新加汤、白虎加人参汤进行过比较。如附子汤与真武汤相比,药物只差一味。附子汤以附子为君,但以白术为臣,两者配伍,附子温经助阳,白术燥湿健脾,组成祛寒湿之剂,主治寒湿所致的痹证;真武汤则以附子与茯苓配伍,附子温阳,茯苓利水,组成温阳利水之剂,主治脾肾阳虚、水湿内停诸证。实际上附子汤和真武汤,又是对偶统一的一对方子，它们都治疗阳虚，都治疗肾阳虚，脉象不足者，用附子汤；小便不利者，用真武汤。近来重温《伤寒论》，反复揣摩附子汤的用药，又提出有关附子汤的两个问题，与各位方家切磋。

1. 附子汤中为何用附子两枚

附子汤和真武汤极其相似，都是为阳虚而设，但是同为治疗阳虚的真武汤附子只用一枚，而附子汤中附子却用两枚，这是为何？

要回答这个问题得从附子汤的主治证谈起，附子汤治疗的阳虚比较重，且这个阳虚是纯阳虚。阳虚生外寒，而这个外寒是虚寒，故而可出现寒凝筋骨的疼痛症状。因此，附子汤治疗的是阳虚为本、寒凝为标之证，主治可见和真武汤一样的身体疼痛，且有偏于筋骨之间的疼痛。因此，附子汤中用炮附子两枚，重用大辛大热的炮附子治疗阳虚。

另外，仲景用生附子一般多用于阴邪内盛格阳于外的急证、重证，如干姜附子汤、四逆汤、茯苓四逆汤、通脉四逆汤、白通汤、白通加猪胆汁汤。附子汤证没有阴邪内盛格阳于外的情况，故而只要重用炮附子即可，无须用生附子。

2. 附子汤中为何不用姜

《神农本草经》记载姜的性味主治："干姜，味辛，温。主胸满，咳逆上气，温中止血，出汗，逐风湿痹，肠下利。生者尤良，久服去臭气，通神明。生川谷。"可以看出，在《本经》之前，亦即东汉以前及东汉早期，医家干姜、生姜是不分的，直到仲景才把生姜和干姜区别来用。如仲景在其生姜半夏汤方、橘皮汤等方中明确用生姜或其汁液，至于后世的炮姜、炮姜炭等仲景未用，故而不在本文讨论之列。

《伤寒论》中对姜的运用十分广泛，遍及六经论治之中。在《伤寒论》所载诸方中，60张方有姜，其中用生姜38方，干姜22方。方中或为君臣，或为佐使，临床随证选用。纵观《伤寒论》方中生姜的治疗作用，可概括为发汗解表、和胃降逆、止呕化饮，基本与陶弘景在《名医别录》记载的生姜功效、主治差不多。《名医别录》言："归五脏，除风邪寒热，伤寒头痛鼻塞，咳逆上气，止呕吐，去痰下气。"而附子汤主治是纯阳虚，无表实寒，且"口中和"，故而无须用到生姜。

我们常说"附子无干姜不热"，附子汤证明明是阳虚为患，为何连干姜也不用呢？这是因为，仲景用干姜一般是用于驱寒，而附子汤证无实寒，附子汤中的寒只是阳虚导致的虚寒而已。而且附子汤中本身已经用了两枚炮附子。炮附子大辛大热，其性走而不守，上下内外无处不到，升降出入尽所宜之，上温心阳通脉，中温脾阳散寒，下温肾阳助命火，主脏腑沉寒、四肢厥逆，能壮补元阳、温散寒邪，三阴寒毒非此不能散，三阳厥逆舍此莫能挽，为温里药之长，除寒湿之要药，其温阳的作用已经足够强大，无须再用到干姜，此时若伍以辛热守中的干姜，诚如《神农本草经百种录》言："凡味厚之药主守，气厚之药主散。干姜气味俱厚，故散而能守。夫散不全散，守不全守，则旋转于经络脏腑之间，驱寒除湿，和血通气，所必然矣。故性虽猛峻，而不妨服食也。"二药相须为用，使回阳救逆、温中安寒的作用大增，同时附子的走窜之性随干姜内敛，直入内脏，扶其弱阳，难达其表。所以干姜在助阳的同时也制约了附子走窜之性。而附子汤的作用是使药力达于表（筋骨之间），况且附子汤已经用了酸收的芍药以制约附子大辛大热的温燥之性，此时也不宜再用干姜之守。此外，仲景用干姜一般是和生附子一起用于急救回阳，较少和炮附子一起运用。

（原文发表于《中国中医药报》2017 年 2 月 17 日第 4 版学术与临床板块）

温胆汤临床运用解说

温胆汤是众多经方家临床喜用的一个方子，此方虽然并非出自仲景之手，但该方药味精简，方证明确，临床化裁可以通治多种疾病，因此笔者也把此方归属于经方。下面就温胆汤所存在的几个问题，发表一下笔者个人看法。

一、温胆汤的出处

温胆汤的出处比较多，据《中医方剂大辞典》记载，以温胆汤命名而药物组成不同的方剂共有十三首，出自十一部方书[1]。下面列举一下温胆汤的最早出处以及最常用温胆汤的出处：

1. 温胆汤的最早出处

温胆汤最早的文献记载当为南北朝名医姚僧垣所撰的《集验方》。姚僧垣（499—583），字法卫，吴兴武康（今浙江省清德县）人。僧垣医术高妙，为当世所推，前后效验不可胜记，声誉既盛，远闻边服。至于诸藩外域，咸请讬之。僧垣乃搜采奇异，参校征效者，为《集验方》十二卷，行于世。《集验方》问世于北周（559），与张仲景《伤寒杂病论》、陶氏《肘后百一方》先后辉映，且与陈延之《小品方》互相媲美。正如宋臣孙兆评赞："古之张仲景、《集验》《小品方》最为名家。"张仲景著《伤寒杂病论》，八百年秘而不传，"尤其在隋唐时期，没而不彰"。自东晋（419）历经南北朝、隋唐至北宋末叶（1127）七百多年间，《集验方》《小品方》便成当时医家之圭臬，被唐朝政府规定为习医者必读之书[2]。然《集验方》在靖康之后亡佚，但佚文尚存《备急千金要方》（简称《千金方》，下同）《外台秘要》《医心方》等书中。

《千金方·卷十二·胆虚寒门》谓："治大病后，虚烦不得眠，此胆寒也。宜温胆汤方：生姜四两，半夏二两（洗），橘皮三两，竹茹二两，枳实二两（炙），甘草一两（炙）。"《外台秘要·卷十七·病后不得眠门》所载温胆汤的组成、剂量、用法、主治均同于此，但其标明方剂源于"《集验》温胆汤"，并云"出第五卷中"。由此我们可以认为，现今所见《千金方·卷十二·胆虚寒门》中记载的温胆汤就是转引《集验方》之方。

2. 临床最常用的温胆汤出处

南宋陈无择的《三因极一病证方论》(简称《三因方》,下同)中有三个同名的温胆汤,其中《三因方·卷九·虚烦证治》以及《三因方·卷十·惊悸证治》所载之温胆汤是一模一样的,也就是我们现在最常用的温胆汤:半夏(汤洗七次),竹茹、枳实(麸炒,去瓤)各二两,陈皮三两,甘草(炙)一两,茯苓一两半,上剉为散,每服四大钱,水一盏半,加姜五片,枣一枚,煎七分,去滓,食前服。即在《千金方》温胆汤的基础上加了茯苓、大枣。

虽然方同,但是两篇所载的主治、功效却有所不同,《三因方·卷九·虚烦证治》中有关温胆汤的主治与《千金方》中所记基本相同,仅增加"又治惊悸"一说,而在《三因方·卷十·惊悸证治》中就大大扩展了其应用范畴,原方主治变成了"治心胆虚怯,触事易惊,或梦寐不祥,或异象惑,遂致心惊胆摄,气郁生涎,涎与气搏,变生诸证,或短气悸乏,或复自汗,四肢浮肿,饮食无味,心虚烦闷,坐卧不安"。

此外,《三因方·卷八·内所因论·肝胆经虚实寒热证治》中还有一个"治胆虚寒,眩厥,足痿,指不能摇,躄不能起,僵仆,目黄,失精,虚劳烦扰,因惊胆慑,奔气在胸,喘满,浮肿,不睡"的温胆汤,其用药与温胆汤大异,方由"半夏(汤洗去滑)、麦门冬(去心)各一两半,茯苓二两,酸枣仁(炒)三两,甘草(炙)、桂心、远志(去心,姜汁合炒)、黄芩、萆薢、人参各一两"组成,"上药剉散,每服四大钱,用长流水一斗,糯米煮,如泻胆汤法"。该方实为《千金方卷十二·胆虚寒门》的"千里流水汤"去秫米而成,后"千里流水汤"被收入到《普济方·卷三十四》,而直接名为"温胆汤",主治证不变。该方主治证除心胆虚怯之"虚劳烦扰","因惊慑"而致"奔气在胸,喘满,浮肿,不睡"外,尚有"眩厥,足痿,指不能摇,躄不能起,僵仆,目黄,失精"等症,故方中既有酸枣仁、人参、远志养肝血、宁心神、健脾气之品,又有温补命门之火之桂心,且以黄芩专入胆经,兼佐制方中诸药之温燥[4],从而成为补泻兼施之方。由于此方与我们现讨论的温胆汤药味差别甚大,因此不在讨论之列。

二、温胆汤的作用

温胆汤的作用是什么?看似一个很小的问题,可历代医家对此却争论不休。下面就列举一下代表性医家的观点。

1. 温胆

明代吴崑《医方考》曰:"胆,甲木也,为阳中少阳,其性以温为常候,故曰温胆。竹茹之清,所以去热;半夏之辛,所以散逆;枳实所以破实;陈皮所以消滞;生姜所以平呕;甘草所以缓逆。"

吴崑所说的温胆汤是《千金方》温胆汤,即没有茯苓和大枣的方子。吴崑为了说明"温"乃是通过清热而达到的目的,他就要了一点滑头,把竹茹摆在最前面[5],可原方中辛温的四两生姜及三两陈皮,远比辛凉的二两竹茹和二两枳实之用量重,由此可见《千金方》温胆汤确实有温胆之用。

2. 凉胆

①清代罗东逸《古今名医方论》曰："胆为中正之官，清静之府，喜宁谧，恶烦扰；喜柔和，不喜壅郁，盖东方木德，少阳温和之气也。若夫病后，或久病，或寒热甫退，胸鬲之余热未尽，必致伤少阳之和气，以故虚烦惊悸者，中正之官以熵蒸而不宁也；热呕吐苦者，清静之府以郁实而不谧也；痰气上逆者，土家湿热反乘而木不得升也。如是者，首当清热及解利三焦。方中以竹茹清胃脘之阳，而臣以甘草、生姜，调胃以安其正；佐以二陈，下以枳实，除三焦之痰壅；以茯苓平渗，致中焦之清气，且以驱邪，且以养正，三焦平而少阳平，三焦正而少阳正，胆家有不清宁而和者乎？和即温也。温之者，实凉之也。若胆家真畏寒而怯，属命门之火衰，当与乙癸同源而治矣。"

②清代张秉成《成方便读》曰："此方纯以二陈、竹茹、枳实、生姜和胃豁痰、破气开郁之品，内中并无温胆之药，而以温胆名方者，亦以胆为甲木，常欲得其春气温和之意耳。"

③清代吴谦《医宗金鉴·删补名医方论》亦云："方以二陈治一切痰饮，加竹茹以清热，加生姜以止呕，加枳实以破逆，相济相须，虽不治胆而胆自和，盖所谓胆之痰热去故也。命名温者，乃温和之温，非温凉之温也。若谓胆家真畏寒而怯温之，不但方中无温胆之品，且更有凉胃之药也。"

罗东逸、张秉成、吴谦都说温胆汤无温胆之品，命名温者，乃温和之温，非温凉之温也，实凉之也。由此可见其所论非《千金方》温胆汤，而是《三因方》之温胆汤。

此外三者皆说方以二陈加竹茹、枳实（枳壳），此说有误。为何？因为前已述温胆汤的最早出处见于姚僧垣的《集验方》，后《千金方》《外台秘要》转引得以存世，而二陈汤最早见于《太平惠民和剂局方》"治痰饮"方类，是南宋绍兴年间续添的方子。关于它的组方和功用等原文如下："二陈汤，治痰饮为患，或呕吐恶心，或头眩心悸，或中脘不快，或发为寒热，或因食生冷，脾胃不和。半夏（汤洗七次），橘红各五两，白茯苓三两，甘草（炙）一两半。上为咬咀。每服四钱，用水一盏，生姜七片，乌梅一个，同煎六分，去滓，热服，不拘时候。"因此应该说《三因方》温胆汤是由《千金方》温胆汤加茯苓、大枣而成，而且三人皆遗漏了大枣这味药。

3. 祛痰

①清代汪昂《医方集解》曰："此足少阳、阳明药也。橘、半、生姜之辛温，以之导痰止呕，即以之温胆；枳实破滞；茯苓渗湿；甘草和中；竹茹开胃土之郁，清肺金之燥，凉肺金即所以平肝木也。如是则不寒不燥而胆常温矣。"

②清代唐宗海《血证论》曰："二陈汤为安胃祛痰之剂，竹茹清膈上之火，加枳壳以利膈上之气。总求痰气顺利，而胆自宁。"

③民国张山雷《中风斠诠》说："胆怯易惊，是痰涎内盛，而古人谓之痰涎沃胆者，以痰浊为浊阴所凝结，因谓寒者，非真寒也，是以方名温胆，而并无一味温药。"

汪昂所说当为《三因方》温胆汤，只不过《医方集解》中原文有"加姜煎，或加枣"，且解说中也遗漏一味大枣，可见汪昂认为枣乃可有可无之物。他说本方主治乃"治胆虚痰热不眠，虚烦惊悸，口苦呕涎"，并通过导痰清肺以治痰热，而达"不寒不燥而胆常温"之效。唐宗海亦认为"痰气顺利，而胆自宁"，并且也遗漏一味大枣。张山雷认为温胆汤所温之寒，此寒非真寒，乃因"痰涎沃胆"也。

由此我们可以推断，罗东逸、张秉成、吴谦、张山雷四位当未细读过《千金方》。因为《千金方》原文所载："大病后，虚烦不得眠，此胆寒故也。"明确指出《千金方》温胆汤病机乃因"胆寒故也"，方以生姜四两为最大量，主治"虚烦不得眠"。

生姜治失眠似不可解，其实《诸病源候论》已经给出答案："大病之后，脏腑尚虚，荣卫未和，故生冷热。阴气虚，卫气独行于阳，不入于阴，故不得眠。苦心烦而不得睡者，心热也；若但虚烦不得卧者，胆冷也。"此外，我们常用来治疗失眠的酸枣仁汤中亦有加生姜之法，但常被大家所忽略。《金匮要略·血痹虚劳病脉证并治》云："虚烦虚劳不得眠，酸枣仁汤主之。酸枣仁二升，甘草一两，知母二两，茯苓二两，川芎二两。"其后面还有几个小字《深师》有生姜二两"。由此可见酸枣仁汤有"一方二法"之用，我们常用的是不加生姜之法，另外一法则加生姜，酸枣仁汤不加生姜常用于虚热内扰之失眠，若加二两生姜则可治胆寒之失眠。其实"一方二法"并非笔者创见，亦是仲景原文记载，但此四字仅见于《伤寒论》桂枝附子去桂加白术汤条，其方后注："右五味，以水六升，煮取二升，去滓，分温三服。初一服，其人身如痹，半日许复服之，三服都尽，其人如冒状，勿怪。此以附子、术，并走皮内，逐水气未得除，故使之耳。法当加桂四两，此本一方二法，以大便硬，小便自利，去桂也；以大便不硬，小便不利，当加桂。"原文的大意是：治风湿相搏本应用桂枝附子汤，因大便硬、小便频利而去桂枝；若大便不硬，小便不频利，还应用桂枝[6]。

因此，可以说温胆汤之创，原本就是针对"胆寒"所设，方名用"温胆"恰恰就是"温凉之温"而非"温和之温"。如果读过《千金方》，断然不会说"是以方名温胆，而并无一味温药""不但方中无温胆之品，且更有凉胃之药也"[7]。只不过后来药味和药量出现增减变化，从而导致"温凉之温"转为"温和之温"。下面笔者通过表格对比其中的变化：

	《千金方》之温胆汤	《三因方》虚烦篇、惊悸篇之温胆汤
生姜	四两	五片
半夏	二两	二两
陈皮	三两	三两
竹茹	二两	二两
枳实	二两	二两
炙甘草	一两	一两
茯苓	无	一两半
大枣	无	一枚

　　由上表可见，后世《三因方》温胆汤较之《千金方》温胆汤，其生姜由最大量减为五片，另加茯苓和大枣，从而使本方病因病机、功能主治等皆发生明显变化，其主治已从"虚烦不得眠"变为"心胆虚怯"；其病机由"胆寒"变为"心惊胆摄，气郁生涎，涎与气搏"；其方之性亦"温胆"之力减，而趋于转凉。但由于仍用温胆汤之名，从而导致后世医家对此争论不休，其实有时他们所说的并非是同一个温胆汤。另由上表可知，《千金方》温胆汤较《集验方》温胆汤多茯苓一两半及大枣一枚。

　　茯苓：《神农本草经》列为上品，谓："味甘，平，主胸胁逆气，忧恚，惊邪，恐悸，心下结痛，寒热烦满，咳逆，口焦舌干，利小便。久服，安魂养神，不饥，延年。一名茯菟。生山谷。"《名医别录》亦列为上品，谓其："无毒，止消渴，好睡，大腹淋沥，膈中痰水，水肿淋结，开胸府，调脏气，伐肾邪，长阴，益气力，保神守中，其有根者，名伏神。"由此可知，茯苓加入《千金方》温胆汤方中既可增益气养神定惊悸之功，亦可加强除痰水、降逆气之效。

　　大枣：《神农本草经》列为上品，谓："味甘平，主心腹邪气，安中养脾，助十二经，平胃气，通九窍，补少气、少津液，身中不足，大惊，四肢重，和百药。久服，轻生，长年，叶覆麻黄，能令汗出。生平泽。"《名医别录》亦列为上品，谓其："无毒。补中益气，强力，除烦闷，治心下悬、肠澼。久服不饥神仙。一名干枣，一名美枣，一名良枣。八月采，暴干。三岁陈核中仁，燔之，味苦，主治腹痛，邪气。生枣，味甘、辛，多食令人多寒热，羸瘦者，不可食。生河东。杀乌头毒。"由此可知大枣加入《千金方》温胆汤方中既增平胃气、补中益气治心腹邪气之功，亦可加强通九窍、除烦闷、止大惊之效。

笔者认为茯苓、大枣皆性味甘平，两药的加入并不改变《千金方》温胆汤原有药性，而两者本身自有之药效使得《千金方》温胆汤变为《三因方》温胆汤之后突出了治疗"心惊胆摄"、解气郁除痰涎之效用。此外，茯苓和大枣本有补虚之用，加之减生姜之用量，使得从治"胆寒"变为治疗"胆摄"。摄，古同"慑"，乃怕、使害怕之意，因此，可以说《三因方》温胆汤是针对"胆怕"之病机，乃是一首"壮胆"方，用于治疗"气郁生涎，涎与气搏"所变生之诸症。为何"胆怕"会引起"气郁生涎，涎与气搏"所变生之诸症呢？要回答这个问题，首先得解决温胆汤为何叫"温胆"的问题。

三、温胆汤为何叫"温胆"

众所周知，《三因方》温胆汤被广泛应用于神经系统、心血管系统、消化系统等各类病症，特别以治疗精神神经症状为主的病症疗效最为显著[8]。而神经系统、心血管系统、精神神经症状之病变多见于心脑系统方面的异常，且《三因方》温胆汤主治原本即有"心胆虚怯，触事易惊，或梦寐不祥，或异象感惑，遂致心惊胆摄"。此外《千金方》原本亦有温腑和温脏之方，如温脾汤主治冷积便秘的脾经寒证；温胃汤主治胃气不平、时胀咳、不能食的胃寒证；温肾汤主治腰脊膝脚浮肿、不遂的肾寒证等。那这里为何不用温心或温脑或其他之名，而独用温胆之名呢？要回答这个问题，笔者觉得首先要从胆的生理功能和特点谈起。

1. 胆主决断

胆主决断是指胆在精神意识思维活动过程中，具有促进对事物判断，以防御和消除某些精神刺激（如大惊大恐）的不良影响的功能，正如《素问·灵兰秘典论》所说："胆者，中正之官，决断出焉。"其实，"胆主决断"功能是大脑的精神和思维活动的一部分[9]，因此，如果"胆怕"，则可见易惊、善恐、失眠、多梦等症，这也是为何温胆汤以治疗精神神经症状为主的病证疗效最为显著的缘故。

2. 胆可调畅气机

胆位于肝内，两者一脏一腑，表里相属，有络脉相连，其经脉皆行于胁肋，故关系密切。《灵枢·本脏》曰："肝合胆。"因此人们习惯于详肝略胆。其实胆本有调畅气机之功，诚如清代周学海《读医随笔·平肝者舒肝也非伐肝也》所云："凡脏腑十二经之气化，皆必借肝胆之气化以鼓舞之，始能调畅而不病。"人体气机升降的根本虽赖肾中坎阳之发动，亦需肝胆之气之畅达。《脾胃论·脾胃虚实传变论》曰："胆者，少阳春生之气，春气升则万化安，故胆气春升，则余脏从之。"脾胃为气机升降之枢纽，脾气主升，必得肝气之疏达，胃气之降，须赖胆气之畅泄，而肝气的生发必以胆气之和畅为基础[10]。因此若"胆怯"则胆气畅泄受阻，胃气不降，少阳春生之气亦弱，而肝气疏达之力减，从而气郁。诚如《素问·奇病论》曰："夫肝者，中之将也，取决于胆。"

3. 贮藏和排泄胆汁

胆汁由肝脏形成和分泌出来，然后进入胆腑贮藏、浓缩，并通过胆道排泄于小肠。胆汁具有促进饮食物消化的作用。若肝胆功能异常，胆汁分泌和排泄障碍，就会影响脾胃的消化功能[11]，若"胆怯"则胆汁分泌异常，从而影响脾之健运，而脾乃生痰之源，若脾的功能失常则易生痰涎。而且胆汁可以涵敛肝阳，胆的正常功能亦助于肝气的疏泄。诚如张介宾《类经·藏象类·十二官灵兰秘典论》所云："胆禀刚果之气，故为中正之官，而决断所出。胆附于肝，相为表里，肝气虽强，非胆不断，肝胆相济，勇敢乃成。"

夫胆，心之母也。不知脏腑之气，皆取决于胆，胆气一虚，而脏腑之气皆无所遵从，而心尤无主，故《素问·六节藏象论》云："凡十一脏，取决于胆也。"因此温胆汤曰"温胆"者乃因"胆怯"→气机不畅、脾失健运→气郁生涎→涎与气搏→变生诸症→温胆汤"壮胆"→扭转病情。

四、温胆汤的证眼

笔者临床运用温胆汤常抓"舌苔黏腻"一症，此乃本方之证眼，不管舌苔黄腻还是白腻皆可加减运用，常可收到意想不到之功。柴芩温胆汤常抓"口苦＋舌苔黏腻"；芩连温胆汤常抓"舌尖红＋舌苔黏腻"；十味温胆汤常抓"失眠＋舌苔黏腻"；蒿芩清胆汤常抓"发热＋舌苔黏腻"，这些都是温胆汤衍生方的证眼，抓住证眼，临床常可执简驭繁，事半功倍[12]。

五、温胆汤适用体质类型

黄煌老师认为温胆汤适用的体质类型为：中青年多见；营养状况较好，体型中等偏胖；肤色滋润或油腻，或黄暗，或有浮肿貌；主诉甚多，却无明显阳性体征；平素情绪不稳定，对外界刺激较敏感；易出现咽喉异物感、恶心、呕吐、黏痰、头晕、心悸、失眠、焦虑、多疑、恐惧、忧虑、抑郁、多梦、晕车、恐高、害怕小动物等[13]。其实这些症状，笔者认为都是"胆怯"的症状。

六、温胆汤类方略谈

温胆汤由姚僧垣创制之后，代有发展，特别是到了明清时期，通过药物增损变化创变出很多温胆汤类方，如烦热者加黄连，名黄连温胆汤；加柴胡、黄芩，又名柴芩温胆汤；痰滞者去竹茹，加胆南星，名为导痰汤；加人参、菖蒲者名为涤痰汤等，经过加减化裁大大扩充了该方的临床适应证。

1. 黄连温胆汤

出自陆廷珍《六因条辨》，由黄连、半夏、陈皮、茯苓、枳实、竹茹、大枣、炙甘草等组成。主治胆失清净、痰热内扰所致之头痛眩晕、心悸气短、痞满纳呆、口苦泛恶、惊悸少寐、胸脘憋闷、胸痛以及中风、癫、狂等病症。方名黄连温胆汤，寓意君药之性，实则泄痰和胃清胆[14]。

2. 柴芩温胆汤

柴芩温胆汤由温胆汤加入柴胡、黄芩组成。《本草经解》云："柴胡轻清，升达胆气，胆气调达，则十一脏从之宣化。"张锡纯谓："柴胡禀少阳生发之气，为足少阳主药而兼治足厥阴。肝气不舒畅者，此能舒之；胆火甚炽盛者，此能散之。黄芩又善入肝胆清热，治少阳寒热往来，兼能调气，无论何脏腑，其气郁而作热者，皆能宣通之。"二药相伍，既可清胆腑之热，又能疏泄肝胆气郁，从而收到宣通三焦、畅达少阳之效[15]。因此本方可治疗少阳气郁化火，经气不利较重，症兼见口苦口干、胸胁苦满、偏头疼、舌苔黏腻等。

3. 导痰汤

出自《传信适用方》引黄甫坦方，治顽痰胶固、非二陈所能除者。本方在温胆汤基础上去竹茹，加胆南星。由于本方用半夏独多（半夏用至四两，为最大量），取其和降之力峻。降之即所谓导之，故名导痰。功用燥湿祛痰，行气开郁。主治：痰厥证。证见头目眩晕，或痰饮壅盛，胸隔痞塞，胁肋胀满，头痛呕逆，喘急痰嗽，涕唾稠黏，舌苔厚腻，脉滑[16]。

4. 涤痰汤

出自《奇效良方》，由导痰汤加人参、菖蒲而成。如此相伍，则脾健气顺，饮化痰消，源流并清。若酌加活血之品，使痰瘀失其交结生缘，则取效更捷。功用：涤痰开窍，主治中风痰迷心窍证，证见舌强不能言，喉中痰鸣，辘辘有声，舌苔白腻，脉沉滑或沉缓[17]。

5. 蒿芩清胆汤

出自《重订通俗伤寒论》，由温胆汤与碧玉散合方加味而成，加入青蒿、黄芩为主药，清胆利湿、和胃化痰，治疗少阳湿热证，寒热如疟，寒轻热重，胸胁胀痛，呕恶不食，口苦，吐酸苦水或呕黄色黏涎，舌红苔白腻微黄或间有杂色，脉滑而数[18]。

6. 十味温胆汤

出自《世医得效方》，为温胆汤去竹茹，加人参、熟地黄、五味子、酸枣仁、远志而成。功用：化痰宁心，益气养血。主治：痰浊内扰，心胆虚怯证。证见处事易惊，心悸不宁，不眠多梦，心胸烦闷，坐卧不安，短气乏力，或癫狂，舌淡苔腻，脉弦而虚[19]。

7. 竹茹温胆汤

为《寿氏保元》方剂，由温胆汤加黄连、桔梗、柴胡、香附、麦冬、党参组成。主治痰热内扰、胆腑不宁，证见失眠心悸，躁扰恍惚，咳嗽痰多，胸胁满闷，舌红苔白腻，脉弦滑[20]。

七、温胆汤验案举例

姜某，女，46岁。2016年6月14日初诊。

主诉：失眠半年余。患者在一年前因乳腺癌做了切除术，现左乳缺如，左胸壁见陈旧性手术疤痕。现每日服用一片枸橼酸托瑞米芬。近来失眠已有半年余，每晚只能睡1～2小时，常需依靠安定方可入睡，且烘热汗出，月经已停经 1 年余，大小便正常，舌淡苔黄腻，脉滑。

诊断：失眠。

辨证：痰火扰心。

处方：芩连温胆汤加减。

用药：淡黄芩 10g，川黄连 5g，广陈皮 10g，法半夏 20g，生枳实 10g，白茯苓 10g，淡竹茹 10g，炙甘草 5g，生姜片 10g，大红枣 30g，酸枣仁 50g，紫油桂 5g，炙鳖甲 20g，7 剂。水煎服，日 1 剂。

二诊（2016 年 6 月 22 日）：前药后每晚可睡五六个小时，而且烘热汗出大减，舌脉如前，守方再进 7 剂。

按：多种古籍都有提及温胆汤，如《千金方》《三因方》《杂病源流犀烛》《证治准绳》等都有温胆汤，虽都有温胆汤之名，但是具体用药各有异同。刘志龙老师常用之温胆汤乃出自《三因方》，温胆汤加黄芩、黄连即为芩连温胆汤，即《医宗金鉴·中风门》中的清热化痰汤。本案以苔黄腻、脉滑为证候要素，辨为痰火扰心之证，方用芩连温胆汤化裁。此患者的烘热汗出虽为枸橼酸托瑞米芬的副作用所致，但有是证用是药，用炙鳖甲退热除蒸，紫油桂镇静解热，酸枣仁宁心敛汗，因而药后不但失眠大好，同时烘热汗出亦大减[21]。

赖某，女，63 岁。2015 年 11 月 3 日就诊。

颈部疼痛半年余，外院检查显示颈椎退行性病变，腔隙性脑梗塞。经朋友介绍前来就诊。现颈部疼痛伴有不适感，颈项部肌肉按压有明显压痛感，睡眠时后背疼痛伴有沉重感，头晕眼花，汗多，鼻腔时有鼻涕带少许血丝，口干略苦，大便溏薄，小便正常，今早晨起不知何故突然腹痛伴有呕吐一次，现已无腹痛及呕吐，舌淡苔白底略黄腻，脉弦稍滑。辨证为少阳阳明合病夹杂湿热，方选柴芩温胆汤化裁。

北柴胡 15g，淡子芩 10g，广陈皮 10g，法半夏 15g，炒枳实 10g，清竹茹 15g，炙甘草 5g，大红枣 15g，白茯苓 15g，川雅连 6g，粉葛根 30g，瓜蒌皮 20g，7 剂。水煎服。

2015 年 11 月 11 日复诊：前药后除眼花症状无改善以外，其他无不适。仔细观察患者双目，发现风轮部位产生白翳，色薄白呈片状。改用柴胡桂枝汤加净蝉衣、晚蚕沙调体，并建议患者眼科手术处理为妥。

按：《内经》云："诸痉项强，皆属于湿。"若是外湿壅滞经络所致者可用羌活胜湿汤治疗，但如本案内湿壅滞经络所致者则当用温胆汤类。患者眼花、口略苦、脉弦为少阳证，颈部疼痛伴有不适感、颈项部肌肉按压有明显的压痛感、睡眠时后背疼痛伴有沉重感、头晕、汗多、鼻腔时有鼻涕带少许血丝、口干为阳明之热，大便溏薄、小便正常、舌淡为太阴寒湿。患者是寒底，但是标乃湿热之象，故而用柴芩温胆汤化裁，疏肝清热，理脾祛湿[22]。

［1］［3］李明.温胆汤类方追溯引发的思考［J］.陕西中医，2002，23（5）：451-452.

［2］郑佳新，王涛，郑金艳，等.温胆汤主治"虚烦不得眠"辨证发微源流考［J］.中国中医基础医学杂志，2002，8（1）：58-61.

［4］马伯艳，秦佳佳，张福利.浅论温胆汤之源流［J］.辽宁中医杂志，2007，34（3）：281-282.

［5］何绍奇.读书析疑与临证得失［M］.北京：人民卫生出版社，1999：114.

［6］冯世纶.《伤寒论》一方二法初探［N］.中国中医药报，2014-03-27（4）.

［7］何绍奇.读书析疑与临证得失［M］.北京：人民卫生出版社，1999：114.

［8］杨鹏，王彦晖.温胆汤调畅气机的作用［J］.中华中医药杂志，2012（3）：646-648.

［9］何晓辉.中医基础理论［M］.北京：人民卫生出版社，2005：61.

［10］王琦，吴承玉.中医藏象学［M］.北京：人民卫生出版社，1997：570.

［11］何晓辉.中医基础理论［M］.北京：人民卫生出版社，2005：61.

［12］黎崇裕.柴芩温胆汤治颈痛案［N］.中国中医药报，

2016–03–21（4）.

［13］刘西强，崔德强，眭冬蕾．黄煌老师运用温胆汤经验［J］．广州中医药大学学报，2010，27（2）：189–191.

［14］刘公望．方剂学［M］．北京：华夏出版社，2002：483.

［15］张利萍，张怀亮．张怀亮老师运用柴芩温胆汤治疗眩晕经验［J］．中医药学报，2014，42（6）：81–83.

［16］李冀．方剂学［M］．北京：中国中医药出版社，2012：259.

［17］李冀．方剂学［M］．北京：中国中医药出版社，2012：259–260.

［18］刘公望．方剂学［M］．北京：华夏出版社，2002：483.

［19］李冀．方剂学［M］．北京：中国中医药出版社，2012：262.

［20］刘公望．方剂学［M］．北京：华夏出版社，2002：483.

［21］黎崇裕．芩连温胆汤治失眠案［N］．中国中医药报，2016–07–13（4）.

［22］黎崇裕．柴芩温胆汤治颈痛案［N］．中国中医药报，2016–03–21（4）.

（本文由刘志龙老师和笔者共同署名，原文发表于《中华医药》2017年6月第4期，第35～40页）

产后发汗方探析

近年来，流传着一个产后调理项目——产后发汗。此法席卷全国，可能很多孕产妇都听过或者是试用过这个产后调理项目。对于产后强行发汗，笔者坚决反对，但要做到"举世皆浊我独清，众人皆醉我独醒"则较难。因此，对于产后前来要求发汗的患者，笔者一般都会"委曲求全"地应其要求，常应用柴胡桂枝汤化裁作为产后发汗方，此乃"暗度陈仓"的发汗法。具体方药如下：柴胡12g，黄芩 6g，姜半夏 8g，生甘草 6g，生姜 1 片，蜜枣 15g，太子参 15g，桂枝 10g，白芍 10g。

柴胡桂枝汤是张仲景《伤寒论》中的方剂，由小柴胡汤和桂枝汤组合而成。小柴胡汤和桂枝汤皆可用于产后，如《金匮要略·妇人产后病脉证治》第 2 条："产妇郁冒，其脉微弱，不能食，大便反坚，但头汗出，所以然者，血虚而厥，厥而必冒。冒家欲解，必大汗出。以血虚下厥，孤阳上出，故头汗出。所以产妇喜汗出者，亡阴血虚，阳气独盛，故当汗出，阴阳乃复。大便坚，呕不能食，小柴胡汤主之。"《金匮要略·妇人产后病脉证治》附方第 1 条："治妇人在草蓐，自发露得风。四肢苦烦热，头痛者，与小柴胡汤，头不痛但烦者，此汤主之。"（笔者按："此汤主之"指的是《备急千金要方》三物黄芩汤）《金匮要略·妇人产后病脉证治》第 7 条："产后风，续之数十日不解，头微痛，恶寒，时时有热，心下闷，干呕汗出。虽久，阳旦证续在耳，可与阳旦汤。即桂枝汤方，见下利中。"

小柴胡汤和桂枝汤都可以治疗汗出，但很多人服用小柴胡汤或桂枝汤后却可以出汗。如小柴胡汤服用后可"身濈然汗出而解"，仲景对此已说明此"身濈然汗出而解"并非因为表解，而是因为"上焦得通，津液得下，胃气因和"的结果。桂枝汤服用后亦可出汗，而且用桂枝汤时本当发其汗，方后的服用方法已表明："适寒温，服一升。服已须臾，啜热稀粥一升余，以助药力。温覆令一时许，遍身漐漐微似有汗者益佳，不可令如水流漓，病必不除。"小柴胡汤和桂枝汤虽然都可以服后发汗，但是他们发的是药汗，而止的是病汗。

姜佐景先生在《经方实验录》中对病汗和药汗有详细的论述："及服桂枝汤已，须臾，当饮热稀粥一小碗，以助药力。且卧床温覆一二时许，将遍身微似汗出（似者，续也，非'似乎'也），病乃悉去。此汗也，当名曰'药汗'，而别于前之'病汗'也。'病汗'常带凉意，'药汗'则带热意。病汗虽久，不足以去病；药汗瞬时，而功乃大著，此其分也。有桂枝证者来求诊，与桂枝汤，告之曰：'服此汗出，病可愈矣。'彼必曰：'先生，我本有汗也。'夫常人不知病汗、药汗之分，不足为责。独怪一般医家尚有桂枝汤能发汗、能止汗之辩，呶呶相争，无有已时。不知以中风证而服桂枝汤，'先得药汗'，是'发汗'也，'病汗'遂除，亦'止汗'也。是故发汗、止汗二说，若以为非，则均非；若以为是，则均是，惜乎未观其通，尚差一筹耳！"[1]

因此，小柴胡汤和桂枝汤合用乃发汗、止汗之法，可应患者需求用于发汗，同时亦可止其病汗，虽是"无奈之举"，但皆不离临床实际，乃是根据产后阴阳未复而多汗、恶风、体虚等症，用柴胡桂枝汤可达滋化源、调气血、和阴阳、调营卫之效，看似给予产妇发汗，实则给产妇以补益！此汗法即李士懋老师所说的广义汗法："是指用汗、吐、下、温、清、补、和、消八法，令阴阳调和，可使正汗出者，此即广义汗法。"[2]而非狭义汗法。狭义汗法"是指经服发汗剂或针、熨、灸、熏等治法之后，必令其正汗出的一种方法"[2]，这一点读者不可不知！

[1]曹颖甫.经方实验录（完整版）[M].北京：中国医药科技出版社，2014：7-8.

[2]李士懋，田淑霄.汗法临证发微[M].北京：人民卫生出版社，2011：11.

（原文发表于《中国民间疗法》2018年1月第26卷第1期，第102页，本文作者还有李俊、马召田、王淑芳）

产后痛经加剧探析

中医有关痛经的记载，首见于汉·张仲景《金匮要略·妇人杂病脉证并治》："带下，经水不利，少腹满痛，经一月再见者，土瓜根散主之。"后经历代补充，迄今为止有关痛经的理法方药已臻完备。然而笔者在临床发现还有很多患者对于痛经有诸多误解或不明之处。

1. 什么是痛经

多数人认为痛经是指经期的腹痛或腰痛。《中医妇产科学》对痛经的定义是："妇女凡在经期或经期前后出现以周期性小腹疼痛为主症，伴有其他不适，以致影响工作及生活者称为痛经，亦称'经行腹痛'，以月经初潮后2～3年的青年妇女多见。"[1]笔者认为从上述痛经的定义可看出以下几个信息：

①痛经不仅仅指经期，还包括经期前后出现的不适。这一点很多人有误解，认为经期的疼痛才算是痛经，其实经期前后出现的小腹疼痛及伴有的不适也是痛经的表现。

②小腹疼痛只是痛经的主症，经期或者是经期前后出现的疼痛都可以算是痛经的情况，如头痛、肩痛、腹痛、胸痛、乳房胀痛、腰痛、腿疼等。

③痛经是有周期性的。偶尔出现一两次的经期或经期前后的疼痛不适不算是痛经，必须有一定规律性。

④痛经会影响工作和生活。疼痛很轻微，并不影响工作和生活，不算痛经。很多女性来经略有疼痛不适，患者本人觉得没有什么，这个其实不算是痛经。

2. 痛经的原因

要想了解分娩后痛经为何反而加剧这个问题，就需要先了解痛经是什么原因引起的。中医认为痛经的病机主要有：

①寒湿凝滞，即受凉或湿重；②气滞血瘀，即气郁或瘀血；③湿热蕴结，即湿热；④气血虚弱，即气血不足；⑤肝肾亏损，即肾虚、肝血不足。

3. 产后痛经加剧的原因

分娩对于女性来讲，是身体气血阴阳重新调整的过程，只要月子"坐"好自然痛经可减轻，可为何有些人会痛经反而加剧呢？对照上述痛经的原因详细分析：

①分娩后，衣物过薄或空调开的太低而着凉，导致寒湿凝滞加重，痛经必然加重；

②分娩后，瘀血没有排除干净，加重瘀血，痛经也会加重。岭南地区孕妇产前会自备生化汤，客家人有黄酒煲鸡、黄酒煎鸡蛋等，均有助于排瘀防寒；

③分娩后滋补太过，导致上火，从而使湿热加重，导致痛经加重；

④分娩后操劳家务，过于劳累，导致气血虚弱，加重痛经；

⑤分娩后不注意节制，过早的性生活，或久站，或者总是抱孩子导致腰酸背痛，引起肝肾亏虚，导致痛经加重；

⑥分娩后，家人照顾不够周全，或产后抑郁等，导致肝气郁结，也会加重痛经。

因此，产后若痛经加剧，可逐一对照上文了解痛经加剧的原因。笔者有一个师传的治疗痛经之方——当归芍药散合桂枝茯苓丸，以此方作为基本方加减治疗痛经常获良效。如此执简驭繁，临床反而达到事半功倍的效果。这是为何呢？其实就是"气血"二字。当归芍药散和桂枝茯苓丸都是张仲景方，当归芍药散由当归9g、芍药30g、川芎9g、茯苓12g、泽泻15g、白术12g组成，有养血利水、健脾祛湿之效；桂枝茯苓丸由桂枝、茯苓、桃仁、丹皮、芍药各等分组成，有活血凉血、行滞化瘀的功效。气滞血瘀型痛经，可以直接使用此合方；寒湿凝滞型，加重桂枝或再加肉桂以祛寒，加重茯苓、泽泻、白术以祛湿；湿热蕴结型，则加重茯苓、白术、泽泻、丹皮、白芍以清热祛湿；肝肾亏损型，可以考虑加山茱萸、桑寄生、杜仲、川断、巴戟天等滋补肝肾之品，或合方中健脾之药加重即可，脾胃乃气血生化之源，脾胃健则肝肾自足；气血虚弱型，可以考虑加重当归、白芍，加强滋补[2]。

[1] 刘敏如、谭万信. 中医妇产科学（第2版）[M]. 北京：人民卫生出版社，2011：341.

[2] 黎崇裕. 一个青年中医之路 [M]. 北京：中国中医药出版社，2016：65-66.

（原文发表于《中国民间疗法》2017年9月第25卷第9期，第69页，本文作者还有陈丹、陈威妮、黎嘉莉、吴小秋）

排脓散及汤可治疗无名肿块

排脓散及排脓汤首见于张仲景的《金匮要略·疮痈肠痈浸淫病脉证并治第十八》，有方无证，原条文为："排脓散方：枳实十六枚，芍药六分，桔梗二分。上三味，杵为散，取鸡子黄一枚，以药散与鸡黄相等，揉和令相得，饮和服之，日一服。排脓汤方：甘草二两，桔梗三两，生姜一两，大枣十枚。上四味，以水三升，煮取一升，温服五合，日再服。"

此二方是承接王不留行散而来："病金疮，王不留行散主之。王不留行散方：王不留行十分，八月八日采；蒴藋细叶十分，七月七日采；桑东南根白皮十分，三月三日采；甘草十八分；川椒三分，除目及闭口者，去汗；黄芩二分；干姜二分；芍药、厚朴各二分。上九味，桑根皮以上三味，烧灰存性，勿令灰过，各别杵筛，合治之为散，服方寸匕。小疮即粉之，大疮但服之，产后亦可服。如风寒，桑东根勿取之。三物皆阴干百日。"由此可见排脓散及排脓汤均系治疗金疮化脓之方。但由于排脓散及排脓汤两方药少方简，临床往往被忽视或被过度加减，而失其原意，非常可惜。其实小方完全可治大病或疑难杂症。

日本医家对此二方却研究颇深，如矢数道明先生总结自己及各家对此方的应用为：排脓散用于体表化脓性肿物且有疼痛，气血凝滞，炎性浸润严重，坚硬之疾患，即疖、痈、疔、淋巴结炎、蜂窝组织炎、扁桃体溃疡、齿槽脓肿、眼睑麦粒肿等浸润甚、排脓困难、全身症状不显者；亦可广泛用于直肠溃疡、直肠子宫脓疡、肺坏疽、脑肿瘤、瘰疬、皮肤病、梅毒、产后诸症、唾石症等。另外矢数道明先生在其《中医诊疗要览》云："排脓散用于患部呈半球状隆起变硬者，排脓汤用于隆起尚不显著属于初期者。"而东洞先生则认为排脓散与排脓汤合方煎剂为佳。故而笔者临床治疗无名肿块，痛或者不痛者，皆排脓散与排脓汤合用，称之为"排脓散及汤"，用药时不加鸡子黄一样可达快捷良效。下面是一则本人运用排脓散及汤治疗无名肿块的医案：

胡某，女，38 岁。于 2015 年 9 月 3 日初诊。

主诉：右侧颈部肿块 2 天。患者于就诊前一天洗澡时不经意间发现右侧颈部有一个如核桃样凸出肿块，担心是恶性病变，神情甚是焦虑。刻下诊见：颈部肿块按之柔软，触之无疼痛，周边无粘连，局部皮肤无异常。大小便正常，咽部不红，舌暗红苔薄白，脉浮滑。

方药：白芍 15g，桔梗 10g，枳实 12g，甘草 10g，红枣 10g，生姜 1 片，4 剂。水煎温服，日 1 剂，分 2 次服。

二诊（2015 年 9 月 8 日）：患者复诊时欣喜来告，肿块已经消除大半，守方再进 3 剂。

诸花解郁，诸子皆行

当读到《金匮要略·妇人杂病脉证并治》的"寸口脉弦而大，弦则为减，大则为芤，减则为寒，芤则为虚，寒虚相搏，此名曰革，妇人则半产漏下，旋覆花汤主之。旋覆花汤方：旋覆花三两，葱十四茎，新绛少许，上三味，以水三升，煮取一升，顿服之"时，忽然想到中医学有"诸花皆升，旋覆独降；诸子皆降，苍耳独升"之说。笔者认为，此说有待商榷。《金匮要略》此方可治"妇人则半产漏下"，且旋覆花汤中旋覆花是君药，若此时用旋覆花之降来治疗"半产漏下"岂不是雪上加霜？再比如，清肝明目的密蒙花是清降而不升，泻水逐饮的芫花也是降的，此外，款冬花下气润肺，洋金花止咳平喘，槐花平抑肝阳，红花活血化瘀……都显示的是沉降的功能，而不是升。因此笔者提出"诸花解郁"，似比"诸花皆升"更为恰当。

国医大师刘敏如老师也曾指出："诸子皆降，苍耳独升"不如改为"诸子皆行"更为合适。她认为，"诸子皆降，苍耳独升"不够全面，其实不但苍耳子药性升浮而不沉降，其如牛蒡子、蔓荆子等，同属解表药之发散风热药，其药性亦升浮；又如菟丝子、沙苑子等，同属补虚药之补阳药，其药性亦并不沉降。

刘敏如老师进一步指出，"行"有走动、流通、传递之意。《说文》云："行，人之步趋也。"《广雅》云："行，往也。"我们知道，中药里的种子类药物都是非常有生命力的，比如我们临床常用的五子衍宗丸，很多患者服用此方后种子成功，特别是对于男性少精、弱精症等精子异常疾病每获佳效，即是明证。此外，很多种子类药物如车前子、莱菔子、茺蔚子、王不留行子等有行水、行气、行血之用，亦可以作为"诸子皆行"的注释。

笔者有一验方，称为"十八仙子方"，临床针对久久不孕者，常获良效，亦可作为刘敏如老师"诸子皆行"之佐证。该方具体用药如下：仙灵脾10g，威灵仙10g，仙茅10g，仙鹤草10g，焦四仙各6g，枸杞子20g，桑椹子15g，覆盆子15g，菟丝子15g，沙苑子15g，五味子10g，车前子10g，韭菜子10g，女贞子10g，金樱子10g，莲子10g，茺蔚子6g，王不留行子6g，地肤子6g，蛇床子6g，川楝子6g，牛蒡子3g，蔓荆子3g。

总之，我们看到中医古籍中诸如"诸花皆升，旋覆独降；诸子皆降，苍耳独升"等有关花及子类中药性能等的相关描述时，不应不假思索地进行传承，而应当带有批判精神地加以继承，并勇于提出自己的观念，故笔者提出将"诸花皆升，旋覆独降；诸子皆降，苍耳独升"改为"诸花解郁，诸子皆行"，方能更为准确地诠释花类中药和一种子类中药的性能。

汗症可从脉象确定治法和方药

《伤寒论》曰："其脉浮，而汗出如流珠者，卫气衰也。"

汗出如流珠者，属于中医的多汗症，现代中医看汗症往往会分自汗和盗汗。

自汗是不用发汗药和其他刺激因素而自然出汗，如"伤风""风温"证均有自汗出症状，但一般所说的自汗，多指内伤杂证，主要是由于卫气不固，津液外泄，所以汗后有形寒、疲乏等现象。另外又有局部汗出的原因不同，以头和手足为多见，如仲景描述的但头汗出临床多见，仲景亦有多方可治，如栀子豉汤、柴胡桂枝干姜汤、五苓散、茵陈蒿汤等。

盗汗又称之为"寝汗"，睡觉时汗液窃出，醒后即收，收后不恶寒，反而觉热。多因阴虚热扰，心液不能敛藏，《内经》所谓"阳加于阴谓之汗"。故而盗汗治疗以养阴清热为主，而自汗的治疗则以益气固表为主。

此乃临床大概而言，因为自汗和盗汗二者皆有内外两因：外因如风暑湿热诸邪为患，内因则同关五脏阴阳之偏虚，所以在《伤寒论》中其实汗症没有严格分自汗和盗汗，同样一个桂枝加龙骨牡蛎汤，很多经方学者用其治疗盗汗和自汗，效果一样很好，是因为自汗和盗汗的原因和证象大体相同，治法亦可互用。

此条文出自《伤寒论·辨脉法一》，乃因卫气衰，仲景并未出方，笔者认为可用桂枝汤治疗。桂枝汤调和营卫，亦可解表，《伤寒论》第394条有云："伤寒差以后，更发热，小柴胡汤主之。脉浮者，以汗解之；脉沉实一作紧者，以下解之。"此条文虽然是讲小柴胡汤的运用，但是"脉浮者，以汗解之"同样适合于汗症的

"其脉浮"以汗解之，只不过此以汗解之是以调和营卫，重在治卫气衰为主。

由此文亦可见推演出汗症可从脉象确定治法和方药。如我们可做如下分条缕析：

①左寸独弱者，乃心血不足，阳气浮越，可用归脾汤加减（人参、土炒白术、茯神、炒酸枣仁、龙眼肉、炙黄芪、酒当归、远志、木香、炙甘草、生姜、大枣）；

②右寸脉微而迟者，乃肺气空虚，不能卫外，可用芪附汤加减（黄芪、炮附子、生姜、大枣）；

③尺脉细数者，此阴虚火旺，可用当归六黄汤加减（当归、炒生地黄、熟地黄、炒黄柏、炒黄芩、炒黄连、炒黄芪）；

④关脉独旺者，刘绍武先生称之为聚关脉，可用调神汤加减（生石膏、牡蛎、桂枝、大黄、车前子、柴胡、黄芩、党参、苏子、川椒、甘草、大枣）；

⑤整体脉象虚而数者，此阴虚阳浮，可用牡蛎散合生脉散加减（煅牡蛎、黄芪、麻黄根、人参、麦冬、五味子）；

⑥整体脉象弦细而迟者，此肝阳不足，可用黄芪建中汤加减（黄芪、桂枝、白芍、炙甘草、生姜、红枣、饴糖）；

⑦整体脉象弦细而数者，此血虚生风，可用五味子汤加减（五味子、山茱萸、龙骨、牡蛎、何首乌、远志、五倍子、地骨皮）；

⑧整体脉象洪数者，此内热甚，可用白虎汤加减（生石膏、知母、粳米、炙甘草）；

⑨整体脉浮缓者，此营卫不和，可用桂枝汤加减（桂枝、白芍、生姜、红枣、炙甘草）。

因处方剂数奇特而闻名的几位经方大家

在中医的历史长河中，产生了不同的学术流派，经方派就是其中一个主要学术流派。该派以研究《伤寒论》和《金匮要略》为主，临床实践中擅用经方治疗疾病，且常常是方简、药精而效宏，故而出现了不少因剂数奇特而闻名的经方家。现集录一二，以飨读者。

一、陶一帖

陶华，字尚文，号节庵，浙江余杭人，生于明洪武元年（1368年），卒年未详。陶氏业伤寒专科，十分强调"识证"，谓"察得阴阳表里寒热虚实亲切，复审汗吐下温和解之法，治之庶无差误"。著有《伤寒六书》《伤寒锁言》《明理续论》等，在明清两代颇具影响，世称"陶氏之学，盛行于世久矣。人谓仲景之学，得陶节庵而始彰"。《浙江通志》称其"治病有奇效，名动一时"。他精于伤寒，自制柴葛解肌汤（柴胡、黄芩、葛根、甘草、芍药、羌活、白芷、桔梗），无汗、恶寒去黄芩加麻黄，夏秋加苏叶，有汗而渴加石膏，用治流行性感冒，见表寒里热而尚无下证者，收效甚捷，往往一剂而汗出热退。因此，陶氏便获得了"陶一帖"的美誉。

二、曹一贴

曹家达（1868—1937），字颖甫，一字尹甫，号鹏南，别号拙巢老人，江苏江阴人，是近代经方派的代表医家，著有《伤寒发微》《金匮发微》等。任应秋先生评价曹颖甫"可说是近代一个纯粹的经方家"。1917 年曹氏在上海行医，初不甚知名，后治愈几经转治的病人，声名鹊起。他治病擅用经方，遇到危重病人从不推诿，每次都殚精竭虑为之立方，往往用重剂经方起沉疴、愈废疾，其疗效是"覆杯而愈""一剂知、二剂愈"，故有"曹一贴"之誉。

三、朱一贴

号称"朱一贴"的经方大家有两位，一位是朱松庆先生，一位是朱莘农先生。

1. 朱松庆（1872—1938），字永康，号南山。上海新中国医学院创始人，对《金匮要略》以及《伤寒论》有较深的研究，临床善用伤寒方，每获佳效，后被称为"当代医宗"。当年南山先生离开家乡，先到崇明岛，后到上海，在沪北开封路同兴里的老虎灶旁设了一个医摊，半年已过，问津者寥寥，自叹人地生疏，意欲购船票打道还乡。此时，有位梳头娘姨的儿子得了鼓胀病，群医束手，危在旦夕，但经先生诊治之后可说是妙手回春。梳头娘姨大为感激，将其东家上至达官贵妇，下至小家碧玉都介绍给救命恩人诊病。一传十，十传百，南山的名气越来越大。朱南山便因势而为，专攻妇科。不久，因其辨证确切、用药往往一贴见效，被人称为"朱一贴"，而誉满上海滩。

2. 朱莘农（公元 1894—1962 年），名慕伊，江阴峭岐凤戈庄人。先生幼承家学，壮岁即享盛誉，晚年悬壶无锡，名噪苏南。朱先生以善治伤寒大症名于世，治夹阴证尤负盛名。他认为夹阴伤寒的核心是虚证，少阴虚寒或肾虚，创立了"咽诊法"和"脐诊法"，著有《夹阴证治》及《朱莘农医案》。先生医德很好，发热病人常常是只开一剂药，一是怕病人多花钱，二是他善治发热，常常是一贴即热退，故号称"朱一贴"。

四、刘百付

刘绍武（1907—2004），山西省襄垣县人，乃晋四大名医之一。1990 年被国家中医药管理局评为"全国首批 500 名老中医药专家学术经验继承人导师"之一，著有《三部六病》《刘绍武医案选》《三部六病精义》等。先生一生治学《伤寒论》，以"三部六病"立说，以三部定位、六病定性，衍为三部六病学说，自成一家。先生临证多遵小柴胡汤加减化裁，用药遵仲景用法且用量偏大，因看病善守方而名躁一时，一病百剂不更方而向愈者无数，先生也曾因之而有"刘百付"之称。

五、刘百剂

刘志龙（1963—），湖南岳阳人，广东省名中医，著有《100 首经方方证要点》《伤寒温病误案解析》等。先生善用经方治疗

2 型糖尿病，因糖尿病体质改变和所有指标达标是一个漫长的过程，为了让患者不至于对处方产生异议，先生擅长守法，但处方却灵活多变，每次患者来复诊，看似不同处方，其实理法皆未变，先生精心处置而已，以求患者心理安稳，让患者觉得医者每次都在耐心细致处方用药而愿放心长期用药。先生对于首次接诊的 2 型糖尿病患者都会明确告知"糖尿病减灶之计"：以一年为一个疗程，最初 3 个月每天 1 剂药，如果病情稳定，血糖逐渐下降，则减为 3 个月每 2 天 1 剂药，然后逐渐变为 3 个月每 3 天一剂药，3 个月每 7 天 1 剂药，直到彻底停药为止。因用经方治糖尿病服药时间长，故而人称"刘百剂"。

（原文发表于《国医论坛》2016 年 5 月第 31 卷第 3 期，第 1 ～ 2 页）

中医经方所存在的问题

本月跟诊时刘志龙老师对我说：你思考一下中医经方目前存在哪些问题？这些问题需要如何解决？这引起了我的深思。目前经方比较热门，很多中医学子或者是很多时方医生都转而使用经方，更有甚者有些西学中的临床医生运用经方比我们传统中医效果更好。但是对于经方所存在的问题，之前我一直没有专门认真考虑过。刘老师问的非常好。我综合整理了一下自己这些年读书和临床所获，觉得经方存在理、法、方、药这四大方面的问题。

1. 理

经方不讲理成了很多学经方人的挡箭牌。处方说是方证对应，但是实际却变成了方症对应。讲理入手有两点：

①了解经方的核心方证。要明理就要了解经方里面每张方子的核心方证是什么，这一点国内没有形成统一的认识，很少有人明确告知仲景某方是何核心病机，很多人是根据条文来处方试病。

②明确经方的扩展之用。如陈明老师主编的《伤寒名医验案精选》中的乌梅丸验案，虽然各医家描述的临床症状各异，但是基本都有"夜间定时发作或病情加重"这么一个病情的发展过程，而"夜间定时发作或病情加重"，就是乌梅丸扩展运用之理。而李士懋先生则认为，乌梅丸的运用指征是脉弦重按无力，此乃肝阳不足所致，只要抓住这一点，临床很多疾病就可以运用此方化裁使用。这种经方的灵活之用，看似散漫无边，其实都是暗含经方之理，所以医家对于某张经方吃透之后理解了其用方之理（即运用指征或核心病机），临床处方就可以得心应手，左右逢源。

2. 法

每个方都有每个方的法，这个法我个人理解其实就是病机或可称之为方机。对于经方病机的理解，目前还远远不够。

①病机之用，也是目前临床经方扩展运用的规范之一。鲍艳举先生是把方剂学中所有的方子统入六经，其实将经方纳入脏腑辨证体系，对于经方方证病机的理解会更加明了，临床相对更容易把握

和运用。

②类方的病机比较。仲景类方很多，只有掌握类方的病机，进行鉴别比较，临床用经方才可辨证入细，得心应手。

3. 方

①经方合方的规范在哪里？目前合方往往采用大包围的原则，根据症状来合方。

②经方中的小方如何来运用？临床医生运用仲景小方时往往底气不足，常加一些对症的药物进去才能释怀。

③经方的副作用或者是不良反应。经方之用对则效佳，但是也容易出现不良反应，这一点国内还没有引起足够的重视，而之前刘志龙老师的《经方误案启示录》连载文章中提到很多经方用后出现的不良反应，可供临床医生参考使用。

4. 药

①对药物的考证不够。如仲景用的桂是肉桂还是桂枝？芍药是白芍还是赤芍？术是苍术还是白术？人参是我们目前所用的红参还是党参，抑或是生晒参？这一点我个人觉得国内的汤一笑先生对此考证很有心得。

②药物加减的问题。加减的药物是用仲景书中之品还是后世的药物？

③经方医家习惯做加法，很少做减法，而减药的规矩又在哪里？

II 临证验案

黄连汤治疗发热案

吴某，女，8 岁。2015 年 8 月 6 日初诊。

主诉：发烧 3 天。

现病史：3 天前开始发烧，体温一般在 37.5℃左右，今日大便 2 次，腹痛腹泻，大便呈米糊状，恶心欲呕，食欲稍差，舌质淡，苔薄白，脉沉。既往史无其他重要病史可载。无药物以及食物过敏史。

中医诊断：发热。

证候诊断：寒热相搏于肠胃，冲气上逆证。

治法：平调寒热，和胃降逆。

处方：黄连汤。

炙甘草 8g，桂枝 8g，红参片 5g，水半夏 6g，红枣 15g，黄连 3g，干姜 8g，3 剂。每日 1 剂，水煎服，分 2 次温服。

医嘱：注意休息，多饮水，饮食宜清淡，忌肥腻、辛辣、醇酒之品。

2015 年 8 月 8 日复诊：母亲带患儿的妹妹来看病，述前药后患儿诸症愈，现已无不适。

按：黄连汤出自《伤寒论》第 173 条，叙述很简单："伤寒胸中有热，胃中有邪气，腹中痛，欲呕吐者，黄连汤主之。"此患者腹痛腹泻，恶心欲呕，正是黄连汤证，故用此方来治疗此患儿发热等症状获得良好的效果。黄连汤临床多用于消化系统疾病，但此方亦可用于发热，或者肠胃型感冒，或流感。另此患者虽发热，但脉沉，《中医临证备要》发热条云："如果脉不浮而沉，或见细弱无力，便是脉证不符，不可贸然发汗，以防恶化。"故此患者不能选用常规发汗解表的药物，但亦可排除麻黄附子细辛汤证。

苓甘五味加姜辛半杏大黄汤治疗咳嗽案

赵某，女，33 岁。2015 年 4 月 24 日初诊。

主诉：咳嗽半个月。

现病史：半个月前受凉后咳嗽，自行用药未缓解。现夜间咳嗽甚，咳时胸痛、头痛、干呕、眼泪俱下，痰色白中带血；右侧白睛充血，口干喜温饮，大便干结 2 天一次，小便正常。舌质淡，苔白底浮黄腻；左脉沉弦略细，右脉沉滑，双尺不足。既往史无其他重要病史可载。无药物以及食物过敏史。

中医诊断：咳嗽。

证候诊断：水饮化热证。

治法：温化降逆，清热止咳。

处方：苓甘五味加姜辛半杏大黄汤方。

茯苓 10g，甘草 8g，五味子 6g，干姜 8g，细辛 6g，水半夏 6g，杏仁 6g，大黄（后下）6g，5 剂。每日 1 剂，水煎服，分 2 次温服。

2015 年 8 月 13 日因咯血半个月来诊，询问得知前药后诸症愈。

按：苓甘五味加姜辛半杏大黄汤方出自《金匮要略·痰饮咳嗽病脉证并治》第 40 条："若面热如醉，此为胃热上冲熏其面，加大黄以利之。"我对此方的理解是水饮化热证，水饮上冲则可出现如本案患者的咳时胸痛、头痛、干呕、眼泪俱下，而日久化热则可以出现痰色白中带血、右侧白睛充血、大便干结等症。不少医生对此寒热错杂之证束手无策，温之则热加重，寒之则水饮不化而见身体不适。

芎归胶艾汤治疗经期延长案

吴某，女，28 岁。2015 年 9 月 3 日初诊。

主诉：经期时间长半年余。

现病史：经期常半个月左右才干净，月经量偏少，现阴道时有黄褐色分泌物，头晕，偶有胸痛，大小便正常。舌质淡红，苔白，脉沉迟。既往无其他重要病史可载。无药物以及食物过敏史。

中医诊断：经期延长。

证候诊断：冲任虚寒证。

治法：调理冲任，祛寒养血。

处方：芎归胶艾汤。

川芎 10g，艾叶 10g，阿胶 10g，当归 10g，4 剂。每日 1 剂，水煎服，分 2 次温服。

医嘱：注意休息，饮食宜温热，忌肥腻、辛辣、醇酒之品，节房室，畅情志。

2015 年 9 月 15 日回访，药后愈，病情未有反复。

按：芎归胶艾汤出自《金匮要略·妇人妊娠病脉证并治》："师曰：妇人有漏下者，有半产后因续下血都不绝者，有妊娠下血者。假令妊娠腹中痛，为胞阻，胶艾汤主之。芎䓖、阿胶、甘草各二两，艾叶、当归各三两，芍药四两，干地黄四两，上七味，以水五升，清酒三升，合煮，取三升，去滓，内胶，令消尽，温服一升，日三服。不差更作。"但根据日本西冈一夫的考证，其原方应为四味药，生地、芍药、甘草乃后人所加，非仲景原方。对此，日本和田东郭业已试验，认为四味芎归胶艾汤的临床效果优于七味。笔者用此方亦只用四味，治愈经期延长或者崩漏患者多人。

半夏干姜散合橘皮竹茹汤治疗恶心案

赵某，男，23 岁。2015 年 4 月 30 日初诊。

主诉：恶心欲呕 3 天。

现病史：3 天前食用冰冻饮食后恶心欲呕，现恶心欲呕，胸中愦愦然，心慌，严重时冒冷汗。舌质红，苔白底浮黄腻；脉沉弦，左寸不足。既往无其他重要病史可载。无药物以及食物过敏史。

中医诊断：恶心。

证候诊断：胃气上逆，水饮化热。

治　　法：温胃降逆，化饮清热。

处　　方：半夏干姜散合橘皮竹茹汤。

水半夏 15g，干姜 6g，新会陈皮 10g，桂枝 10g，红枣 15g，甘草 6g，红参片 3g，竹茹 10g，生姜 3 片，3 剂。每日 1 剂，水煎服，分 2 次温服。

医嘱：注意休息，多饮水；饮食宜清淡，忌肥腻、辛辣、醇酒之品；节房室，畅情志。

2015 年 9 月 18 日来诊，其母述每次食用冰冻后出现类似的情况，服用上方后皆可痊愈。本次因上方丢失，饮冰冻啤酒后不适而来诊，亦给上方。

按：半夏干姜散以及橘皮竹茹汤都出自《金匮要略·呕吐哕下利病脉证治》："干呕吐逆，吐涎沫，半夏干姜散主之。""哕逆者，橘皮竹茹汤主之。"方小，主证简单，常被世人所忽略。半夏干姜散适用于胃中有寒者，津液凝为痰涎，随胃气上逆，因而干呕、吐涎沫。橘皮竹茹汤适用于胃虚有热，气逆不降者，其中橘皮平其气，竹茹清其热，甘草和其逆，人参补其虚，生姜正其胃，大枣益其脾。此患者恶心欲呕缘于食用冰冻饮食，说明其本有脾胃虚寒，寒饮加重其胃寒导致胃气上逆，气逆不降因而出现恶心欲呕、胸中愤愤然、心慌、严重时冒冷汗、脉沉弦等症。饮邪上泛可化热，因而出现舌质红，苔白底浮黄腻。因此两方合用，温胃降逆，化饮清热。

麻杏石甘汤加味治疗咳嗽案

刘某，男，56岁。2015年9月19日初诊。

主诉：咳嗽3天。

现病史：3天前受凉后咳嗽，现咽痒则咳，有痰色白，但自觉鼻腔呼气有发热感，头重。舌质红，苔薄黄，脉浮紧有力。既往无其他重要病史可载。无药物及食物过敏史。

中医诊断：咳嗽。

证候诊断：寒包火。

治　　法：辛凉解表，清肺止咳。

处　　方：麻杏石甘汤加味。

炙甘草5g，生石膏20g，生麻黄10g，苦杏仁15g，罗汉果10g，金银花10g，连翘15g，3剂。每日1剂，水煎服，分3次饭后温服。

医嘱：注意休息，多饮温开水，饮食宜清淡，忌肥腻、辛辣、醇酒之品，禁食鱼和鸡蛋。

2015 年 10 月 27 日因肠胃不适来就诊，述前药后诸症痊愈。

按： 本人运用此方常常抓住寒包火的症状。麻杏石甘汤证者往往是先受凉，但因为体质偏阳旺，表之寒邪常入里化热，出现外寒内热的表现。如此案，受凉后咳嗽，见咽痒则咳，痰色白说明表寒未尽，但同时出现鼻腔呼出的气体觉热和头重，则说明内热已显，因此在麻杏石甘汤的基础上加用罗汉果、金银花、连翘增强辛凉解表、清肺止咳之功。

桂枝加杏子厚朴汤治疗腹痛案

黄某，男，5 岁。2015 年 10 月 29 日初诊。

主诉：腹痛 1 天。

现病史：其母代述，小儿晨起口渴喝了 3 杯冷开水，接着进食早餐后出现腹痛，随后解黄褐色大便 1 次，小便未见异常，无呕吐。就诊期间患儿有汗，恶寒明显，且已咳嗽数天，痰声重，精神差。舌质淡红，剥脱苔，脉缓。既往无其他重要病史可载。无药物以及食物过敏史。

中医诊断：腹痛。

证候诊断：中虚脏寒。

治　　法：温中止痛，降逆止咳。

处　　方：桂枝加杏子厚朴汤。

桂枝 10g，白芍 10g，炙甘草 6g，红枣 10g，生姜 1 片，杏仁

6g，厚朴6g，2剂。每日1剂，水煎当茶喝。

2015年10月31日回访，前药后诸症愈。

按：桂枝加杏子厚朴汤，是在桂枝汤的基础上加上杏仁、厚朴，桂枝汤原方其实本可温养脾胃，《经方实验录》对此有详尽说明："温胃之良药，兼可以止呕之生姜，为必需之品矣。又恐汗出过多，将伤胃液，于是用大枣以慑持之。又虑肠居胃下，胃失和，则肠有受传之虞，于是预用甘草以安之。要之，姜也，枣也，草也，同为温和胃肠之圣药。胃肠性喜微温，温则能和，故云：胃肠既受三药之扶护而和，血液循环又被桂芍之激励而急，表里两合，于是遍身絷絷汗出。"桂枝汤不但能止呕、止汗，亦可温和肠胃，且能止痛，因而选用此方，而该患儿已咳嗽数天，故再加杏仁、厚朴降逆止咳，且据章次公先生的经验，杏仁富含油质，大剂量使用可起到解痉镇痛之作用。

小柴胡加石膏汤合桔梗汤治疗喉痹案

卫某，男，42岁。2015年11月7日初诊。

主诉：咽喉疼痛1周。

现病史：一周前食用辛辣饮食后咽喉开始疼痛，现咽痛，进食或饮水则咽痛加重，恶寒，眼睛干涩，口干喜冷饮，咳嗽，痰多色白，食欲稍差，手汗多，疲倦乏力，大便2天1次，小便正常。舌质淡红，苔黄，脉弦滑数。既往无其他重要病史可载。无药物以及食物过敏史。

中医诊断：喉痹。

证候诊断：风热喉痹。

治　　法：疏风散热，和解少阳。

处　　方：小柴胡加石膏汤合桔梗汤。

北柴胡 15g，黄芩 10g，生姜 6g，红枣 10g，水半夏 10g，生石膏 20g，桔梗 10g，杏仁 10g，北沙参 10g，甘草 6g。每日 1 剂，水煎当茶喝。

医嘱：注意休息，多饮水，饮食宜清淡，忌肥腻、辛辣、醇酒之品。

2015 年 11 月 11 日回访，前药后诸症愈。

按：治疗咽痛，笔者常从少阴或者是少阳辨治。此患者乃少阳阳明合病，进食或饮水则咽痛加重、恶寒、眼睛干涩、口干、咳嗽痰多色白、食欲稍差是少阳证，喜冷饮、手汗多、咽部充血、苔黄、脉弦滑数是阳明热证，疲倦乏力则是阳明之热耗气所致，因此用小柴胡汤加石膏汤和解少阳、清阳明之热以治本，用桔梗汤清热利咽以治标。

参苓白术散化裁治疗泄泻案

黎某，男，21 岁。2016 年 11 月 24 日初诊。

主诉：腹泻反复发作 1 年余。

现病史：食用生冷之品后易腹泻，偶有腹胀，睡眠浅，早醒，小便正常。舌质淡红苔白腻，脉沉细。既往无其他重要病史可载。无药物以及食物过敏史。

中医诊断：泄泻。

证候诊断：脾虚湿滞证。

西医诊断：慢性腹泻。

治　　法：健脾益胃，渗湿行气。

处　　方：参苓白术散化裁。

茯苓 15g，麸炒白术 10g，山药 30g，薏苡仁 6g，砂仁 10g，桔梗 6g，甘草 6g，党参 15g，莲子 6g，木香 6g，7 剂。每日 1 剂，水煎服，分 2 次温服。

医嘱：饮食宜温热，少吃生冷冰冻之品。

2016 年 12 月 2 日复诊：前药后诸症减轻，近来有点感冒，现鼻塞流鼻涕，舌淡红苔白腻，脉浮细。原方加神曲 6g、焦山楂 6g。后再次回访，诸症痊愈，无不适。

按：凡患者平常大便偏溏，或饮食不慎即大便不成形，均是脾虚之症。此患者食用生冷之品易腹泻，偶有腹胀，舌质淡红苔白腻，脉沉细，说明不但有脾虚，亦有湿滞，故而选用参苓白术散健脾益胃，渗湿行气。后因感冒加用神曲、焦山楂化滞解表。

吴茱萸汤合甘麦大枣汤治疗不寐案

陈某，女，56岁。2016年12月3日初诊。

主诉：失眠3年。

现病史：面色黧黑，入睡困难，夜寐多梦，梦境无法记忆，眉间跳跃性疼痛，口不干，饮水多则小便色白，小腿酸麻，胃纳可，喜悲伤欲哭。已绝经7年，原有心慌心悸，后用西药治疗甲亢后心慌心悸已除。夜尿五六次，大便稀溏偏臭。舌淡红苔白腻，咽部不红，脉缓细数。既往有甲亢病史，无其他重要病史可载。无药物以及食物过敏史。

中医诊断：不寐。

证候诊断：阴阳动荡，血虚有寒证。

治　　法：调和阴阳，养血安神，温经散寒。

处　　方：吴茱萸汤和甘麦大枣汤。

吴茱萸3g，红枣30g，甘草15g，人参6g，小麦60g，生姜（自备）1片，5剂。每日1剂，水煎服，分2次温服。

医嘱：注意多找朋友聊天，多户外活动；忌肥腻、辛辣、醇酒之品；节房室，畅情志。

2016年12月10日二诊：前药后情绪好转，睡眠好转，四肢发麻，舌淡红苔白腻，咽部不红，脉缓细数，守方加酸枣仁15g、当归15g，再进5剂。

2016 年 12 月 15 日三诊：前药后情绪好转，睡眠进一步好转，四肢发麻减轻，舌淡红苔白腻，咽部略红，脉缓细数。原方去当归，人参改为党参 10g，加牛膝 10g、金石斛 5g、赤芍 10g、丹参 10g、法半夏 30g、玉竹 10g，再进 7 剂。

2016 年 12 月 24 日四诊：现已能入睡五六个小时，夜寐多梦，手麻已愈，下肢乏力，舌淡红苔白腻，咽部略红，脉缓细数。守方加生牡蛎 15g，再进 7 剂。后患者未再复诊。

按：患者入睡困难，夜寐多梦，梦境无法记忆，再结合患者年龄以及喜悲伤欲哭，乃是阴阳不平衡在自我调节所致，亦可称之为阴阳动荡，需要重新达到平衡；眉间跳跃性疼痛、口不干、饮水多则小便色白、小腿酸麻此乃寒阻经络所致。故而方用吴茱萸汤和甘麦大枣汤加味而获佳效。

天台乌药散合痛泻要方化裁治疗腹痛案

马某，女，68 岁。2017 年 5 月 5 日初诊。

主诉：腹痛腹泻 1 个月。

现病史：现胃脘部隐痛，痛则欲泻，泻后痛减，今日大便 4 次，量少。舌淡红苔薄白，脉沉弦。既往体健，无其他重要病史可载。无药物以及食物过敏史。

中医诊断：腹痛。

证候诊断：寒凝气滞。

治　　法：补脾柔肝，行气止痛。

处　　方：天台乌药散合痛泻要方化裁。

小茴香6g，乌药15g，高良姜10g，木香3g，槟榔6g，川楝子6g，大腹皮6g，白芍10g，新会陈皮10g，防风5g，白术5g，枳壳10g，独脚金3g，5剂。每日1剂，水煎服，分2次温服。

医嘱：注意休息，多饮水；饮食宜清淡，忌肥腻、辛辣、醇酒之品；节房室，畅情志。

2017年5月11日复诊：前药后胃痛以及里急后重已除，近来睡眠较差，大便偏稀、一天1～2次，舌淡红苔薄白，脉沉弦。守原方加炒酸枣仁15g、川芎3g、茯苓10g，再进7剂。后以参苓白术散调理。

按:《医方考》云："泻责之脾，痛责之肝；肝责之实，脾责之虚，脾虚肝实，故令痛泻。"此案患者胃脘部隐痛，痛则欲泻，泻后痛减，此乃肝旺脾虚；而舌淡红苔薄白，脉沉弦，表明此肝旺乃因寒凝气滞，导致肝胆疏泄失常，克犯脾土，因此用天台乌药散行气疏肝，散寒止痛；用痛泻要方补脾柔肝。

四逆汤加味治疗心悸案

朱某，男，47岁。2017年5月12日初诊。

主诉：心率减慢，心悸不安。

现病史：2002年发现高血压，一直口服西药控制。近来自觉心率减慢，心中悸动不安，要求中药调理。现血压140/106mmHg，偶有腰酸，冬天脚凉，咽部不红，小便色黄，大便偏稀一天1～2次。舌淡苔白润罩黄，脉沉弦双尺不足。既往有高血压，用西药控制，血压较为稳定。无药物以及食物过敏史。

中医诊断：心悸。

证候诊断：心肾阳虚。

治　　法：温补肾阳，养心止悸。

处　　方：四逆汤加味。

熟附子10g，干姜10g，炙甘草5g，菟丝子50g，7剂。每日1剂，水煎服，分2次温服。

医嘱：注意休息，少熬夜；饮食宜清淡，忌肥腻、辛辣、醇酒之品；节房室，畅情志。

2017年5月19日复诊：前药后血压略有下降，血压常波动在130/（90～100）mmHg，用药初则心率减慢明显好转，近两日心率略有减慢，舌淡边有齿痕，苔薄黄，咽部不红，脉沉弦左尺不足。守方加肉桂5g，人参3g，茯苓15g，炒苍术10g，再进7剂。后回访，心率已复常，血压稳定。

按：治疗高血压以辨证论治为主，或温潜，或化痰，或活血，或解表，不受肝阳上亢的影响。有些患者服用降压药后行走时如脚踩棉花感，或心率减慢，或精神萎靡，这些症状多见于阳虚者，笔者常用四逆汤或真武汤等温阳之剂，但是在温阳的同时要注意潜阳，我一般用菟丝子、龙骨、牡蛎、磁石等，防止浮阳上越。

柴胡加龙骨牡蛎汤合酸枣仁汤治疗乳腺癌术后不寐案

黄某，女，51岁。2017年6月25日初诊。

近一个月来体重下降5kg，现心中憋闷感，睡眠浅，夜寐易醒，醒后咽痛有痰色黄，口干口苦，大小便正常。舌淡红苔白腻，脉沉弦细。2015年9月患者因乳腺癌在我院行"右乳房CA全切术"。过敏史：无药物以及食物过敏史。

中医诊断：不寐。

证候诊断：肝郁化火。

治　　法：清肝泻火，养血安神。

处　　方：柴胡加龙骨牡蛎汤合酸枣仁汤。

柴胡15g，生龙骨15g，黄芩6g，甘草5g，桂枝10g，茯苓10g，水半夏12g，煅牡蛎15g，红枣15g，酸枣仁30g，知母6g，川芎10g，人参6g，独脚金3g，生姜（自备）1片，7剂。每日1剂，水煎服，分2次温服。

医嘱：注意休息，多饮水；饮食宜清淡，忌肥腻、辛辣、醇酒之品；节房室，畅情志。

2017年7月5日复诊：前药后诸症减轻，舌淡红苔白腻，脉沉弦细。守方去独脚金，加玉竹10g，制远志5g，茯神10g，桔梗5g，再进6剂。

按：乳腺癌术后患者常易见口干口苦、失眠等症，多数是由于患病后思虑过度，肝胆疏泄失常所致，加之放化疗等副作用，同时出现气血不足，其治法一方面当疏肝清热，一方面得结合补养，故方用柴胡加龙骨牡蛎汤清肝泻火，镇惊安神；再用酸枣仁汤养血安神，扶正与祛邪合用而取效。

桂枝加龙骨牡蛎汤合生脉饮化裁治疗牙龈浮肿案

王某，女，46岁。2017年6月14日初诊。

主诉：牙龈浮肿半个月。

现病史：近半个月来自行用艾灸后出现牙龈浮肿，上半身烘热感，睡眠早醒，大便稀溏，小便正常。舌淡苔白，咽部暗红，脉沉细数。既往有隐匿性肾小球肾炎、乳腺增生、脾囊肿、肝血管瘤、子宫肌腺症、巧克力囊肿。无药物以及食物过敏史。

中医诊断：牙龈浮肿。

证候诊断：虚火上炎。

治   法：调和阴阳，潜镇摄纳。

处   方：桂枝加龙骨牡蛎汤合生脉饮化裁。

肉桂10g，炙甘草5g，白芍15g，甘草5g，大枣15g，生龙骨30g，生牡蛎30g，茯苓15g，西洋参5g，麦冬15g，五味子5g，5剂。每日1剂，水煎服，分2次温服。

医嘱：注意休息，多饮水；饮食宜清淡，忌肥腻、辛辣、醇酒之品；节房室，畅情志。

2017年6月21日复诊：前药后诸症减轻，晨起眼睑浮肿，月经推迟一周余，舌淡苔白，咽部暗红，脉浮细。守方去西洋参，加醋鳖甲10g，百合15g，太子参15g，泽泻15g，红花5g，再进7剂。

按：桂枝加龙骨牡蛎汤出自《伤寒论》："夫失精家，少腹弦急，阴头寒，目眩（一作目眶痛），发落，脉极虚芤迟，为清谷，亡血失精。脉得诸芤动微紧，男子失精，女子梦交，桂枝加龙骨牡蛎汤主之。"艾灸火力虽微，不是强行发汗的方法，但内攻有力，可导致虚火上炎，故用桂枝加龙骨牡蛎汤潜镇摄纳，再合生脉饮调和阴阳。

桂枝汤合麻杏苡甘加术汤化裁治疗身痒案

刘某，男，18岁。2016年10月4日初诊。

主诉：每逢晒太阳之后皮肤发红伴有瘙痒2年余。

现病史：患者自述每次太阳下暴晒之后暴露部位以及和衣物交界处皮肤发红伴有瘙痒，无脱屑流脓水，移至阴凉处一个半小时后可自行缓解。现皮肤未见异常，大小便正常。舌尖边红，苔白腻，脉浮缓。既往无重大病史可载。无药物以及食物过敏史。

中医诊断：身痒。

证候诊断：表郁轻证。

西医诊断：皮肤瘙痒症。

治　　法：调和营卫，疏达肌腠。

处　　方：桂枝汤合麻杏苡甘加术汤化裁。

桂枝 15g，赤芍 15g，炙甘草 10g，红枣 10g，生麻黄 10g，杏仁 10g，薏苡仁 50g，苍术 30g，路路通 15g，防风 10g，秦艽 10g，生姜（自备）1 片，5 剂。水煎温服，一天 1 剂，一日 2 次，早上和中午饭后温服。

医嘱：注意休息，多饮水；饮食宜清淡，忌肥腻、辛辣、醇酒之品；少在太阳下暴晒。

2016 年 11 月 17 日二诊：近来天气转热，暴晒之后面部发红，手臂起红疹伴有瘙痒，但发作较之前为轻。舌尖边红苔白腻，脉浮缓。守一诊方加连翘 10g，再进 7 剂。

2017 年 1 月 23 日三诊：近来天气转晴，颈部起红疹伴有瘙痒，但是发作较前进一步减轻，舌尖边红苔白腻，脉沉缓。守二诊方加神曲 6g，忍冬藤 15g，再进 5 剂。

2017 年 8 月 17 日四诊：晒太阳后虽然病情仍有反复，但是尚能忍受，故一直未来复诊。近来晒太阳较多，病情复发后再次来诊。舌尖红苔黄白腻，咽部鲜红，左脉细弦，右脉滑。守三诊方加淡豆豉 15g，板蓝根 10g，再进 7 剂。

按：《伤寒论》桂枝麻黄各半汤条云："太阳病得之八九日，如疟状，发热恶寒，热多寒少，其人不呕，清便欲自可，一日二三度发，脉微缓者，为欲愈也。脉微而恶寒者，此阴阳俱虚，不可更发汗、更下、更吐也。面色反有热色者，未欲解也。以其不能得小汗出，身必痒，宜桂枝麻黄各半汤。"此案患者虽然并非用的是桂枝麻黄各半汤，但亦是取其意，乃因不能得小汗出而身痒，因此采用调和营卫、疏达肌腠之法，方用桂枝汤合麻杏苡甘加术汤化裁而获效。

参苓白术散合三仙汤化裁治疗疲乏案

刘某，女，28岁。2017年7月30日初诊。

主诉：疲倦乏力数年。现疲倦乏力，劳累后加重，食用上火之物则痤疮频发，进冰冻之品则腹泻，冬天手足冰凉，月经易推迟。舌质淡，苔薄黄，脉浮细数。既往无高血压、冠心病、糖尿病、溃疡史，无肝肾功能不良史。无药物以及食物过敏史。

中医诊断：疲乏。

证候诊断：气虚湿滞。

治　　法：健脾益气，温阳燥湿。

处　　方：参苓白术散合三仙汤化裁。

白茯苓15g，白术10g，山药20g，薏苡仁10g，砂仁5g，桔梗10g，生甘草5g，红莲子10g，太子参20g，红枣20g，制仙茅10g，仙鹤草30g，淫羊藿15g，当归6g，焦山楂20g，7剂。每日1剂，水煎服，分2次温服。

医嘱：注意休息，多饮水；饮食宜清淡，忌肥腻、辛辣、醇酒之品；节房室，畅情志。

2017年8月13日复诊：前药后诸症减轻，正值经期第3天，月经量可，颜色偏深。舌淡苔薄黄，脉浮细。守一诊方去当归，加荆芥3g，再进7剂。

白茯苓15g，白术10g，山药30g，薏苡仁10g，砂仁5g，桔梗10g，生甘草5g，红莲子10g，太子参20g，红枣15g，制仙茅10g，仙鹤草30g，淫羊藿15g，焦山楂20g，荆芥3g，7剂。

2017年9月3日三诊：未见明显不适，要求开药继续巩固。舌淡苔薄黄，脉浮缓滑。守二诊方再进10剂。

按： 疲劳综合征临床多见，笔者常用清暑益气汤、八珍汤、三仙汤等。因为广东这边气候湿热，常饮凉茶，不少患者可见脾虚湿滞，如此案，食用上火之物则痤疮频发，进冰冻之品则腹泻，此为脾虚湿滞，故方用参苓白术散健脾祛湿。另外患者冬天手足冰凉，月经易推迟，说明患者还有阳虚，导致血运推迟，因此合用三仙汤，此乃南京名医干祖望先生的常用方。干老认为此方用于扶正补虚，现代医学叫提高免疫力，凡无外邪的各种疾病而神疲怠惰者，都可使用。仙茅、淫羊藿有温补肾阳之功，方证合拍，故而得效。

固冲汤化裁治疗经期延长案

吴某，女，41岁。2017年9月9日初诊。

主诉： 月经未净2个月。

现病史： 2017年7月5日来经后至今未止，于8月28日用黄体酮后月经增多，颜色鲜红，一天用 3～8 片卫生巾，现月经点滴而下，腰酸，大小便正常，睡眠佳，偶有情绪紧张时心慌。舌质淡，苔白，脉沉细数。既往无高血压、冠心病、糖尿病、溃疡史，无肝肾功能不良史。否认药物以及食物过敏史。

中医诊断：经期延长。

证候诊断：冲脉不固。

治　　法：固冲摄血，益气健脾。

处　　方：固冲汤化裁。

麸炒白术 30g，生黄芪 18g，山茱萸 25g，海螵蛸 15g，茜草 10g，棕榈炭 10g，五倍子 10g，煅龙骨 20g，煅牡蛎 20g，白芍 25g，地骨皮 15g，牡丹皮 10g，5 剂。每日 1 剂，水煎服，分 2 次温服。

医嘱：注意休息，多饮水；饮食宜清淡，忌肥腻、辛辣、醇酒之品；节房室，畅情志。

2017 年 9 月 25 日复诊：前药后出血已止，腰酸已除，现疲乏，睡眠可，喷嚏时小便自遗，舌淡苔白，脉沉弦细。仍宗前方略施化裁：

麸炒白术 30g，生黄芪 18g，山茱萸 15g，海螵蛸 15g，茜草 10g，白芍 10g，芡实 30g，制仙茅 10g，仙鹤草 30g，淫羊藿 15g，盐杜仲 15g，续断 15g，肉桂 3g，金樱子肉 2g，焦山楂 30g。再进 7 剂巩固之。

按：冲脉盛则血海盈，而肾为先天之本，肾气健固，封藏有司，则月事能按期而来，适度而止。若脾虚不摄，肾虚不固，以致冲脉滑脱，则血下如崩，或漏下难止。气血既虚，故见腰酸、情绪紧张时心慌诸症。舌质淡、苔白、脉沉细数，亦为气血不足夹杂虚热之象。因此用固冲汤加地骨皮、丹皮滋阴清热，凉血止血。复诊时出血已止，加补肾收涩之品，以巩固疗效。

龙胆泻肝汤治疗头昏案

倪某，男，66 岁。2016 年 12 月 15 日初诊。

主诉：头昏反复发作 3 个月。

现头昏，失眠，口干口苦，咽中有痰，阴囊潮湿，小便色黄。舌质红，苔黄，脉沉弦。既往无其他重要病史可载。无药物以及食物过敏史。

中医诊断：头昏。

证候诊断：肝胆湿热。

治　　法：泻肝胆实火，清下焦湿热。

处　　方：龙胆泻肝汤。

龙胆草 10g，生栀子 10g，黄芩 10g，泽泻 10g，盐车前子 6g，生甘草 6g，北柴胡 10g，通草 3g，当归 10g，生地黄 10g，金石斛 10g，7 剂。水煎温服，一天 1 剂，一日 2 次。

医嘱：注意休息，多饮水；饮食宜清淡，忌肥腻、辛辣、醇酒之品；节房室，畅情志。

2017 年 10 月 7 日因头昏反复发作一个月再次来诊，诉因头昏看了几个医院，皆当感冒治疗而效差，后忆起此前因头昏在笔者处用药后诸症痊愈，故而再次来诊。现头昏，汗多，口干口苦，咽中有痰，小便色黄，舌红苔黄，脉沉弦。依旧以龙胆泻肝汤略化裁。

按： 患者头昏，失眠，口干口苦，咽中有痰，舌质红，苔黄，脉沉弦，一派肝胆湿热之象，而湿热下注则导致阴囊潮湿，因此选用清肝胆湿热的龙胆泻肝汤，上清肝火，下清湿热，另外加金石斛养阴清热，防清利太过，《本草再新》云石斛"理胃气，清胃火，除心中烦渴，疗肾经虚热，安神定惊，解盗汗，能散暑"，可见石斛还可清心除烦，具有止汗之功，当亦有治阴囊潮湿之效。

乌梅丸合白头翁汤化裁治疗妇人阴痒案

陈某，女，43 岁。2017 年 9 月 12 日初诊。

主诉： 外阴瘙痒近半个月。

现病史： 末次月经 8 月底，从末次月经来以后外阴一直瘙痒至今，白带色黄呈豆腐渣样，大小便正常，秋天天气热时双目瘙痒伴有胀痛感，咽部不红。舌质淡尖红，苔白，脉沉。既往无其他重要病史可载。无药物以及食物过敏史。

中医诊断：妇人阴痒。

证候诊断：湿热下注，寒热错杂。

治　　法：寒热并用，清热燥湿。

处　　方：乌梅丸合白头翁汤化裁。

黑顺片（先煎）6g，当归 10g，桂枝 6g，乌梅 15g，细辛 3g，干姜 5g，黄连 3g，花椒 6g，黄柏 10g，人参 5g，秦皮 10g，白头翁 10g，7 剂。每日 1 剂，水煎服，分 2 次温服。

医嘱：注意休息，多饮水；饮食宜清淡，忌肥腻、辛辣、醇酒之品；节房室，畅情志。

2017 年 11 月 14 日因口腔溃疡来诊，诉前药后诸症痊愈，故未复诊。

按：妇人阴中作痒，往往和厥阴肝经有很大关系，多为湿热下注所致。此患者虽然阴痒，但舌淡苔白，脉沉，故除湿热外，还有阳虚，而乌梅丸是治疗厥阴病寒热错杂症的代表方，合用清热解毒的白头翁汤，可标本兼治而获效。

小柴胡汤合桑菊饮化裁治疗妊娠外感案

简某，女，28 岁。2017 年 8 月 16 日初诊。

主诉：感冒 4 天。

现病史：妊娠 20 周 +2 天，患者曾于上午在市妇幼保健院就诊，抽血检查显示白细胞不高，市妇幼保健院医生给予奥司他韦胶囊以及氯雷他定片。现鼻塞流清鼻涕，恶寒发热，头胀，胸闷，头痛，干咳无痰。浅表淋巴结未触及肿大。咽充血（＋），扁桃体无肿大及脓性分泌物。舌尖边红，苔薄黄，脉浮细数。既往无其他重要病史可载。无药物以及食物过敏史。

中医诊断：妊娠外感。

证候诊断：风寒外感化热。

治　　法：辛凉解表，疏风清热。

处　　方：小柴胡汤合桑菊饮化裁。

柴胡 10g，黄芩 10g，炙甘草 5g，大枣 5g，陈皮 5g，紫苏叶 5g，桑叶 5g，菊花 10g，淡豆豉 10g，薄荷 5g，北沙参 10g，木蝴蝶 5g，苦杏仁 5g，桔梗 5g，芦根 10g，3 剂。每日 1 剂，水煎服，分 2 次温服。

医嘱：注意休息，多饮水；饮食宜清淡，忌肥腻、辛辣、醇酒之品；节房室，另多吃西瓜。

2017 年 11 月 29 日因舌苔剥脱来诊，诉前药后诸症痊愈，故未复诊。

按：妊娠期间的感冒、发烧、咳嗽等，笔者喜用小柴胡汤作为基本方，然后再根据具体的病症合用其他方剂。怀孕期间相当于一个虚人，诚如小柴胡汤证病机所云："血弱气尽，腠理开，邪气因入，与正气相搏，结于胁下。"此时运用小柴胡汤可以安胎，也可以扶正祛邪，但要注意把半夏换成陈皮，因为半夏碍胎之说深入人心，故而换用陈皮乃不得已而为之。此案就是用小柴胡汤合桑菊饮而获效。

排脓散及汤治疗重舌案

麦某，女，33 岁。2017 年 6 月 29 日初诊。

主诉：发现舌下肿块 1 周。

患者产后近 11 个月，休息不足导致舌下肿块，其肿块无疼痛、无出血、无脓头，恶寒，饮食偏凉则易腹泻。舌质淡红，苔黄，脉沉细。患者曾于数家医院就诊，均言需手术治疗，然而患者惧怕手术，后经别人介绍求诊于余。既往无其他重要病史可载。无药物以及食物过敏史。

中医诊断：重舌。

证候诊断：气滞血瘀。

治　　法：通调气血，行气活血。

处　　方：排脓散及汤。

白芍 10g，桔梗 10g，枳实 6g，甘草 6g，红枣 15g，生姜（自备）1 片，7 剂。每日 1 剂，水煎服，分 2 次温服。

医嘱：注意休息，多饮水；饮食宜清淡，忌肥腻、辛辣、醇酒之品；节房室，畅情志。

2017 年 11 月 3 日患者因头部恶风来诊，诉前药后重舌已除，并翘起舌头让我检查。喜悦之情溢以言表。

按：思之此乃重舌，多由心脾积热或积火痰涎流注而成，然综合患者情况看，实热则不显，反而呈现一派虚寒，是攻是补，处方时颇为踟蹰。后忆及矢数道明先生曾云：排脓散用于体表化脓性肿物且有疼痛，气血凝滞，炎性浸润严重，坚硬之疾患，即疖、痈、疔、淋巴结炎、蜂窝组织炎、扁桃体溃疡、齿槽脓肿、眼睑麦粒肿等浸润甚、排脓困难、全身症状不甚显著者。故而方用排脓散及汤姑且一试，未想获佳效，实乃意外之获。

四逆散合栀子豉汤加味调理促孕案

雷某，女，30岁。2017年11月7日初诊。

主诉：未避孕不怀孕3个多月。

孕2产0，末次月经10月27日，行经期5天，经期小腿坠胀感。发育正常，营养中等，体态正常，语言清晰，未闻及异常气味，舌质淡红，苔薄白，脉沉弦细。既往无高血压、冠心病、糖尿病、溃疡史，无肝肾功能不良史。否认药物及食物过敏史。

中医诊断：调理促孕。

证候诊断：肝郁化热。

治　　法：疏肝养血，清热利咽。

处　　方：四逆散合栀子豉汤加味。

北柴胡10g，枳壳10g，白芍10g，生甘草6g，生栀子10g，淡豆豉10g，胖大海15g，木蝴蝶6g，平贝母10g，牛蒡子10g，蒲公英15g，桔梗10g，金石斛6g，白蒺藜10g，7剂。每日1剂，水煎服，分 2 次温服。

医嘱：注意休息，多饮水；饮食宜清淡，忌肥腻、辛辣、醇酒之品；节房室，畅情志。

2017 年 12 月 6 日复诊：月初因反胃，以为是胃炎，去某医院消化科诊疗，开藿香正气胶囊等药物，后发现已怀孕，因害怕药物影响胎儿故而来复诊。

按：患者要求调理促孕，因朋友介绍慕名来诊，说其朋友在笔者处调理半个月即已怀孕，我说那是运气，不是我的功劳。《素灵微蕴·胎化解》认为："知天道则知人道矣。男子应坎，外阴而内阳；女子象离，外阳而内阴。男以坎交，女以离应。离中之阴，是为丁火，坎中之阳，是为壬水。阳奇而施，阴偶而承，于壬妙合，凝寒而成……气以煦之，血以濡之，日迁月化，潜滋默长，形完气足，十月而生，乃成为人。"因此，怀孕的过程是男女媾精、阴阳相承、血濡气养的结果。故而调理促孕者，我一般用四逆散疏肝养血为主，这样可达血濡气养、成功孕育之效。

玄参桔梗汤化裁治疗鼻衄案

许某，女，30 岁。2017 年 12 月 26 日复诊。

主诉：鼻炎反复发作 10 多年。

受凉或者吹空调后鼻塞流清鼻涕，冬天鼻炎加重，晨起咽中有痰，近来耳鸣，汗出一般，偶有腰酸，月经正常。鼻黏膜充血，总鼻道有较多分泌物。舌质淡红，苔白腻，脉沉细。无药物以及食物过敏史。

中医诊断：鼻鼽。

证候诊断：肺气郁升。

治　　法：升降气机，去除寒邪。

处　　方：玄参桔梗汤化裁。

玄参15g，桔梗10g，五味子10g，新会陈皮10g，法半夏15g，白茯苓10g，生甘草5g，五指毛桃30g，露蜂房10g，辛夷花10g，淫羊藿10g，鹿衔草6g，7剂。每日1剂，水煎服，分2次温服。

医嘱：注意保暖，少熬夜；饮食注意温热，忌肥腻、辛辣、醇酒之品。

2018年1月3日复诊：前药后耳鸣已除，睡眠好转，鼻塞好转，依旧流清鼻涕，咽中有痰，大小便正常，胃纳可，舌淡红苔薄白，脉浮缓。守方：鹿衔草改为枳壳5g，露蜂房增至15g，续进7剂。

按：玄参桔梗汤出自黄元御《四圣心源·鼻病根原》："鼻病者，手太阴之不清也。""肺降则宗气清肃而鼻通，肺逆则宗气壅阻而鼻塞。涕者，肺气之熏蒸也。""痰涕之作，皆由于辛金之不降也。"他认为"辛金之不降"是鼻病的根源，因此用此方平衡阴阳，且黄元御认为桔梗非升提之品，其在《黄元御药解》中说："桔梗，善下冲逆，最开壅塞。"临床试用数例过敏性鼻炎患者，确实有较好效果，值得临床推广。

偏散汤合补中益气汤化裁治疗头痛案

黄某，女，51 岁。2017 年 12 月 27 日复诊。

主诉：颠顶头痛。

头颠顶部晕痛，痛甚则发热汗出，汗出不恶风，睡眠差，舌质淡红，苔薄白，脉沉弦细。既往史：乳腺癌术后，灰指甲。无药物以及食物过敏史。

中医诊断：头痛。

证候诊断：阴血亏虚。

治　　法：滋补气血，通络止痛。

处　　方：偏散汤合补中益气汤化裁。

川芎 30g，白芍 15g，白芷 5g，白芥子 5g，醋香附 10g，郁李仁 10g，炙甘草 5g，生黄芪 30g，人参 15g，白术 10g，当归 15g，陈皮 10g，柴胡 5g，广升麻 5g，大枣 10g，菊花 10g，炒蔓荆子 5g，酸枣仁 30g，柏子仁 10g，蒸枳壳 10g，7 剂。每日 1 剂，水煎服，分 2 次温服。

医嘱：注意休息，少熬夜；饮食宜清淡，忌肥腻、辛辣、醇酒之品；节房室，畅情志。

2018 年 1 月 3 日复诊：前药后头痛明显减轻，晨起略有咽痛，睡眠差，舌淡红苔薄白，脉弦细。守方：人参改为 10g，炙甘草 5g

改为生甘草 10g，另加麦冬 15g，五味子 5g，再进 7 剂。

按：散偏汤出自《辨证录》，常用于头痛反复发作，间隔数日或数周不等的发作性头痛。该方运用大剂量川芎，川芎可行气止痛，善走不守，乃血中之气药、头痛之要药，既能活血行气、祛瘀生新，又能秉其升散之性，上行头目达到祛风止痛之效，笔者常用量为 30g 左右，正所谓气行则血行，合用补中益气汤，载诸药上达颠顶，共奏通络止痛之功。

Ⅲ 收获提高

诊治肾结石的几点体会

肾结石是泌尿系统常见病，男性发病多于女性，且多发于青壮年。临床依结石的部位可分为上尿路结石，包括肾结石、输尿管结石；下尿路结石，包括膀胱结石、尿道结石。肾结石的临床表现常见肾绞痛与血尿，在结石引起绞痛发作以前，病人可没有任何感觉，但由于某种诱因，如剧烈运动、劳动等常会导致腰腹绞痛难忍，并向下腹及会阴部放射，或小便排出砂石，或排尿突然中断，尿道窘迫疼痛，或肉眼可见血尿，同时可伴有腹胀、恶心、呕吐等症。

珠江三角洲地区气候湿热，肾结石属于高发病种，临床治疗肾结石多以清热祛湿、解毒排石的治则为主，习用金钱草、海金沙、萹蓄、瞿麦、木通、石韦、车前子、滑石等药物，但往往疗效不佳。笔者在临床中通过辨证论治发现，采用补肾温阳之法治疗肾结石大多可取得良好效果。笔者一得之见，不敢自秘，现简述如下。

1. 肾结石的病因病机

肾结石多因湿热蕴结，日渐煎熬且沉积于肾而成，肾结石形成过程缓慢，小者临床症状不明显且易于排出，大者沉留体内较难排除且易反复发作。

《素问·刺法论》云："正气存内，邪不可干。"广东地区的水质容易形成结石，且气候湿热，故而凉茶风行，但只有少部分人患肾结石，足见气候、环境、饮食、水质等外因只是促进因素，肾虚内因才是患病主因。诚如《灵枢·口问》所云："故邪之所在，皆为不足。"

不少肾结石患者多在久治无效时才求助于中医，此时湿热症状往往不显或全无，如再用清热祛湿、解毒排石治法无异于雪上加霜，难以取效。

结石排出须借助身体阳气的推动，若医者囿于湿热乃成结石之说，不敢放胆使用温阳药，一味苦寒利尿、排石，必重伤阳气，气化无力推动结石外排，从而导致疗效不佳。

2. 肾结石的综合治疗

肾结石可涉及其他脏腑，均需综合考虑方可万全。

（1）肾与膀胱

《灵枢·本输》云："肾合膀胱，膀胱者，津液之腑也。"肾与膀胱相为表里，共同完成"藏津液"与"气化则能出"的过程，且一表一里，相互影响。肾经有湿热尤易及膀胱，影响膀胱气化，阻碍其升降气机，湿热蕴久可成结石。且《素问·五常政大论》云："肾其畏湿，其主二阴。"故而通过补肾温阳可助膀胱气化而利于结石外排。

（2）肾与肝

《素问·阴阳应象大论》云："肾生骨髓，髓生肝。"肾藏精，肝藏血，精血同生，故肾阴和肝阴相互滋养；肝肾相生，故而肝和肾密切相关，相互制约，治疗亦多兼顾二脏。《医宗必读》云："东方之木，无虚不可补，补肾即所以补肝；北方之水，无实不可泻，泻肝即所以泻肾。"若肝失疏泄，影响及肾，亦可产生结石。

（3）肾与脾（胃）

肾与脾（胃）除存在着土克水的相胜关系外，还表现在先天和后天的相互资助和水液代谢等方面[1]。前人常有"先天生后天，后天济先天"的说法，肾主水液输布代谢，须赖脾气及脾阳的协助，即"土能制水"。如若脾胃皆弱，水湿内蕴，经久不愈，排泄障碍，浊阴与水湿、热邪相结合而易形成结石。如《素问·水热穴论》曰："肾者胃之关也，关门不利，故聚水而从其类也。"因而肾结石发作时可表现为腹胀、恶心、呕吐等消化系统的症状。

由上所述，对肾结石的诊治应从整体着眼，重视脏腑间的联系，不可只见湿热不及其余，只有这样方能提高防治效果。

3. 温阳药物在排石中的重要作用

湿热蕴结，久而成石，因而治疗肾结石多用清热祛湿、解毒排石之品已属常法。但其病理的发展决非截然不变。湿热日久既可损肾阳，亦可导致膀胱气化不利，或肝失所养疏泄不足，抑或关门不利聚水而从其类，在病程中可以出现湿从寒化。且随着冰箱、空调以及凉茶的普及，肾结石寒化有不断上升之势。笔者之经验，临床常用麻黄细辛附子汤为排石汤药。生麻黄、制黑附子、北细辛三药均具有温通作用，其性善走，每药用量一般为 3 ～ 10g。关于配伍用药，大致有如下要点：

一是制黑附子配山茱萸以入肾（膀胱）经，痛甚者，配以芍药甘草汤解痉止痛；

二是大便不畅或秘结者，生麻黄改酒大黄，则变为大黄附子汤温里通便；

三是预防血尿可用麻黄细辛附子汤配猪苓、白茯苓、泽泻、党参，乃仿猪苓汤之意；

四是内寒之源主要在于命门火衰，故麻黄细辛附子汤常配肉桂等温补命门之品，一则温补肾中元阳助膀胱气化，二则温阳药可推动结石下行，促进结石外排，缩短疗程。舌苔较白腻者配苍术、白术健脾祛湿、温阳化饮。

五是结石只要不超过 1cm 即可通过小便排出；结石较大者需麻黄细辛附子汤配化石药效果才好。笔者临床常用的化石药有鸡内金、郁金、威灵仙等，其中鸡内金量大方有功，笔者一般 30g 起步，多至 90g，也可将结石化小再排石，常达事半功倍之效。

4. 肾结石首选济生肾气丸

基于以上认识，笔者治疗肾结石一般用济生肾气丸合麻黄细辛附子汤加减。济生肾气丸出自《济生方》，书中原名称之为加味肾气丸，后人称之为济生肾气丸，由炮附子、白茯苓、泽泻、山茱萸、炒山药、车前子、牡丹皮、官桂、川牛膝、熟地黄组成。此方阴阳双补，补中有泻，寓泻于补，另有清热祛湿之效。此方正与结石的湿热病机，正虚邪实之态相合，故见效快速而效果稳定。麻黄细辛附子汤出自《伤寒论》，本用于太少两感伤寒证，与济生肾气丸合用后解表之力减弱，转而温补肾中元阳，推动结石外排。

5. 验案举例

胡某，男，31 岁。2015 年 1 月 28 日初诊。

诉本月 1 日因双肾结石行体外碎石后腰痛且伴有血尿，服用金钱草、海金沙等清热祛湿的中药反增恶心呕吐、食欲不振。B 超示有双肾积水、双肾多发结石。现恶心欲呕，饭后饱胀，嗳气，口干，纳呆，腰痛，无法憋尿，小便短频、色淡黄且有灼热感，大便稀溏，食后即泻，舌淡、苔黄腻水滑边有白涎，脉沉、左关顶指。处方：

姜半夏 25g，白茯苓 20g，紫苏梗 10g，紫苏子 10g，鸡内金

30g，生甘草 6g，红参片 5g，大腹皮 15g，川厚朴 25g，北柴胡
10g，生姜片 5 片，3 剂。水煎服。

2015 年 1 月 31 日复诊：前药后恶心呕吐、饭后饱胀、嗳气等
症已除，昨日开始尿频尿急，无法憋尿，小便颜色淡黄，性情急
躁，舌淡苔黄腻水滑有白涎，脉滑。处方：

生地黄 12g，熟地黄 12g，炒山药 12g，山茱萸 12g，白茯苓
9g，泽泻 9g，牡丹皮 9g，制黑附子 10g，肉桂 6g，怀牛膝 15g，
鸡内金 60g，苍术 15g，猪苓 9g，威灵仙 10g，北细辛 6g，生麻黄
3g，党参 30g，7 剂。水煎服。

2015 年 2 月 8 日三诊：患者欣喜来告，前药 2 小时后小便疼
痛甚，排尿中断，尿道憋胀，后排出一个如半颗花生米大小的结
石，小便沉淀有泥沙样结石，无血尿。后复查 B 超：双肾积水已消
失，右肾见一 0.3cm×0.5cm 结石，左肾见一 0.8cm×0.5cm 结石。
左侧腰部隐痛，饮一溲一。患者诉有胆汁反流性胃炎病史，现偶有
胃痛，舌淡苔黄腻有白涎，脉沉。处方：

生地黄 12g，熟地黄 12g，炒山药 12g，山茱萸 15g，白茯苓
9g，泽泻 9g，牡丹皮 9g，制黑附子 10g，肉桂 6g，怀牛膝 15g，
鸡内金 60g，苍术 15g，猪苓 9g，威灵仙 10g，北细辛 6g，生麻黄
3g，党参 30g，新会陈皮 6g，芡实 15g，7 剂。水煎服。

2015 年 3 月 6 日四诊：其妻前来抓药，诉患者腰痛已经痊愈。
嘱咐本次用完药后复查 B 超，如结石已排净则服用济生肾气丸继续

调理一段时间以防复发。守第三诊时的处方，鸡内金加至 90g，续进 10 剂。

［1］王琦、吴承玉. 中医藏象学［M］. 北京：人民卫生出版社，1997：409.

（本文指导老师：刘志龙，原文发表于《中国中医药基础医学杂志》2016 年 9 月第 22 卷第 9 期，第 1273 ～ 1274 页）

性早熟儿童慎用补益中药

近来门诊有性早熟的小朋友来看诊，通过和家长交流发现，不少家长由于过度溺爱小孩，生怕小朋友发育比同龄人差而过早地使用补品，进一步加重了性早熟的形成。性早熟的儿童应慎用补品，即使是中医补益药里面亦有不少是可以促进性早熟的药物，也当慎用。下面列举一些：

1. 动物类药物：鹿茸、鹿角、鹿角胶、鹿角霜、紫河车、海狗肾、海马、海龙、蛤蚧、阿胶、蜂房。

2. 植物类药物：红参、田七、葛根、仙茅、淫羊藿、冬虫夏草、附子、麻黄、巴戟天、肉苁蓉、锁阳、葫芦巴。

3. 食物类药物：黄豆、桂圆干、荔枝干、蜂王浆、蚕蛹、牛肉、狗肉、羊肉、麻雀、鸽子、鹌鹑、乌鸡、鱼胶、花粉、甲鱼。

4. 矿石类药物：阳起石、紫石英、雄黄。

（原文发表于中国中医药报 2015 年 6 月 15 日养生保健板块）

无明显外感内热症状婴幼儿发热的诊疗

婴幼儿常可见突发高热，但无明显外感内热的症状，给临床中医辨证带来极大的困惑，故而不少经方医生常用辛温之剂，如麻黄汤、桂枝汤、葛根汤、小柴胡汤、柴胡桂枝汤、麻杏石甘汤、桂枝二越婢一汤、大青龙汤等。笔者此前治疗婴幼儿发热亦如此，乃因"突发高热无症状多由外寒所致"之观念所致，用药常不离温，或者寒温并用，但总离不开辛温发散的药物。为何会有常喜用温药治疗突发高热呢？乃因《素问·六元正纪大论》有云："发表不远热，攻里不远寒。"王冰注："汗泄故用热不远热，下利故用寒不远寒，皆以其不往于中也。如是则夏可用热，冬可用寒。"因此，临床思维习惯用温热药发表解热，可失败案例历历在目，痛心不已。

后幸得何绍奇教授的传人张雷先生的指点，方知小儿突发高热若无明显外感内热的症状常是温病，用药不可辛温，辛凉发汗亦需慎重，当用清下。

此后虽仍用经方治疗小儿突发高热，但用药思路却转为清下，用药以偏凉居多，疗效也随之提升，可不依赖西医退烧药或者是输液治疗，单纯用中药给婴幼儿退烧。如下案：

路某，男，1岁6个月。2015年11月9日初诊。

其母代述：小儿发烧3天，体温高时可达39℃，汗出时烧可退，2个小时左右复烧。刻诊见：身灼热少汗，手心、手背皆热，精神可，不思饮食，昨日解大便2次，今日大便未解，无鼻塞、流鼻涕、打喷嚏等外感症状，亦无口渴、唇干等内热症状，咽部鲜红伴有扁桃体肿大，舌红苔薄黄略腻，指纹浮紫，脉数。

此乃温病，辨为少阳阳明合病，方选小柴胡加石膏汤合升降散化裁：

北柴胡15g，淡子芩6g，潞党参8g，炙甘草3g，小红枣5g，生石膏20g，白僵蚕6g，净蝉蜕3g，赤芍药10g，薏苡仁6g，水半夏3g，2剂。水煎服，日1剂。

医嘱：水煎成小半碗用保温杯装好当茶喝，少量频服，汗出烧退，或者大便水样，或伴有不消化食物则停药。

2015年11月11日电话回访，前药后当日大便2次，第二次大便水样，虽伴有不消化食物但不多。嘱停药观察，后发烧未反复，食欲不振，嘱其饮食调养，勿用药，待其胃气来复。

按：患儿来诊前曾去别处就诊，前医亦处小柴胡汤化裁（荆芥5g，黄芩5g，大枣8g，枳实3g，防风3g，水半夏4g，太子参8g，茯苓8g，柴胡8g，炙甘草3g，炒神曲4g），用后烧暂退，当晚复烧，反增食纳减退，连奶以及水都不愿意喝。故而着急来诊。处方完毕，患儿母亲对比前医处方虑小儿年龄太小，而笔者处方用药过重。笔者劝其勿多虑，此方专用于退烧，若量不大则不能快速起效，且少量频服，总体用药量其实并不大。

殊不知在眼下独生子女增多的年代，中医治疗婴幼儿发热，若24 小时内未退烧，家长即刻焦虑不安，常一天数次电话咨询，用霹雳手段实属无奈之举。

验方四则

一、小儿奶癣验方

苍术 15g，苦参 15g，防风 10g，黄柏 5g。

上药煎熬 20 分钟后用纱布蘸药汁外洗患处，早晚各 1 次，每日 1 剂，5 天为 1 疗程，一般 1 个疗程即可治愈。

二、小儿厌食验方

布渣叶 10g，太子参 10g，炙甘草 6g，荷叶 6g，薏苡仁 6g。

上药煎熬 45 分钟后，加入冰糖 10g，待溶化后当茶喝。每日 1 剂，7 天为 1 疗程，一般 1 个疗程即可食纳大增。

春夏季南方雨水为患，气候潮湿，小儿易出现纳呆不欲食或食欲减退，此验方具有清热祛湿、开胃醒脾之功，且气味芳香甘甜，颇受小儿喜爱。

三、灼口综合征验方

灼口综合征是指发生在口腔黏膜、以烧灼样疼痛感觉为主要表现的疾病。该病以舌部为主要发病部位，又称为舌痛症、舌感觉异常、口腔黏膜感觉异常等，一般不伴有明显的临床损害体征，也无特征性的组织学改变。该病临床并不少见，在更年期或绝经期妇女中发病率高。

该病现代医学发病机制不明，且缺乏有效的治疗方法，主张全身和局部、中医和西医、生理和心理相结合。

灼口综合征类似于中医的"舌痛"，临床治疗多以滋阴清热为主，但疗效并不理想。本人拟有一验方，以滋补肝肾、清肝润肺、益气活血为主，每获良效。

方药：桑寄生 30g，葛根 15g，菊花 10g，郁金 10g，丹参 10g，山楂 10g，党参 10g，麦冬 10g，赤芍 6g，桃仁 3g，徐长卿 6g，五味子 3g。

用法：水煎温服，1 天 1 剂，分 3 次服，1 个月为 1 个疗程。

四、催乳清补汤

无花果 60g，北沙参 20g，王不留行 15g，莲子 10g，通草 6g，浙贝母 6g，可以和丝瓜、金针菇、西红柿、瘦肉等（随意选一两样食材）一起炖汤。每日一剂，以 7 剂为 1 个疗程，常 1 个疗程后乳汁充足。

南方产后坐月子期间喜用黄酒煲鸡、黄酒煎鸡蛋、猪脚姜等温润滋补之品，一则产后体虚易遭风邪，二则产后易乳汁不足，而这些食疗之法对此都有良好的预防和治疗作用，特别是民间常作催奶之用。但有些产妇食用后常出现口腔溃疡、大便秘结等上火症状。笔者常开催乳清补汤，用作食疗催奶之用，常获佳效。此方补而不滞、通而不温、凉而不遏，适用于进温润滋补之品后上火者，以及湿热体质、痰湿体质、火性体质之人。

酵素有助防治脾胃病

酵素是近来流行于养生圈子的一个热门话题。酵素的制作方法比较简单，将吃剩的水果或者是果皮洗净切成块，混合一定比例的糖和水（糖的量一定不能少于水果的量），装进洗干净的容器内（八分满即可），封好口，隔几天摇动一下，以便能够充分发酵，发酵过程前期会产生气体，也要隔段时间放放气，以免容器过于膨胀发生炸裂。大概在阴凉地方放上1个月左右，产气就会减少，放置3个月左右，得到的液体就是"酵素"。

对于酵素我本来不了解，后来有个患者，她患有老胃病，饮食稍有不慎则肠胃不适，平时饮食特别注意，冰冻饮食、凉茶等与其绝缘，但中西医看遍，疗效时好时坏。后来有一天她跟我说："黎医生，你知不知道目前一个很好的东西——酵素，我吃了一个月的酵素，感觉肠胃好多了，整个人精气神都足了。"

这之后我才对酵素重视起来，上述的酵素制作方法也是这个患者告诉我的。后来我查阅相关资料得知，"酵素"类产品是糖和水果进行发酵之后的产物，也就是"水果泡菜"加上"低度甜味水果酒"的混合物。其中有糖分、多种有机酸及酒精等成分，也有少量维生素。而市场上的酵素产品有粉末状、片剂，以及酵素原液。它们和酶已经不是一回事了。之所以导致"酵素"与"酶"的意义产生了不同，是因为"酵素"原本是个日语词汇，先被引进到台湾，后辗转进入大陆。日本人把酶叫做酵素，中国人听了觉得比较时髦，所以很多保健品喜欢用这个词汇。

现在酵素逐渐演变成能治百病的一种东西，我觉得显然有点夸大其词。《神农本草经百种录》云："凡药之用，或取其气，或取其味，或取其色，或取其形，或取其质，或取其性情，或取其所生之时，或取其所生之地，各以其所偏胜而即资之疗疾，故能补偏救弊，调和脏腑，深求其理，可自得之。"《医医病书》也说道："天下无不偏之药，亦无不偏之病，医者原以药之偏，矫病之偏。如对症，毒药亦仙丹；不对症，谷食皆毒药。无论病家医士，只当讲求病系何症，治当用何法，方当用何方，药当用何药，对准病情，寒热温凉，皆在所用，无好无恶，无不见效。"酵素颜色金黄，黄色入脾；其滋味酸甜可口，酸味入肝，甘味入脾，故而酵素的颜色和味道是比较符合脾胃的需求，所以酵素有一定的补益脾胃之用自然不在话下。而且酵素里面本身含有一定的糖、氨基酸、维生素和乳酸菌或酵母菌等对人体肠道有益的益生菌，对于身体亦有一定的补益作用。但绝不是能包治百病。

酵素是发酵之品，一定要严格控制其卫生要求，因为如果混有杂菌就有可能产生不利于身体的一些毒素，所以酵素虽好，制作需谨慎，饮用当适量，饮后不适当暂停。

逸病与妊娠纹

《素问·至真要大论》曰："寒者热之，热者寒之，微者逆之，甚者从之，坚者削之，客者除之，劳者温之，结者散之，留者攻之，燥者濡之，急者缓之，散者收之，损者温之，逸者行之，惊者平之，上之下之，摩之浴之，薄之劫之，开之发之，适事为故。"这个"逸者行之"使我想到中医的"逸病"。"逸病"一说，见于刘和间《伤寒直格》："内外八邪属性：外有风寒暑湿，内有饥饱劳逸。劳逸，非奔逸之逸，乃逸豫怠惰而生病也，与劳相反。"看到这个"逸病"忽然想到经常来门诊咨询妊娠纹的患者。

妊娠纹也叫萎缩纹，它的形成主要是由于妊娠期荷尔蒙的影响，加之腹部膨隆使皮肤的弹力纤维与胶原纤维损伤或断裂，腹部皮肤变薄变细，出现一些宽窄不同、长短不一的粉红色或紫红色的波浪状花纹。分娩后，这些花纹会逐渐消失，留下白色或银白色的有光泽的瘢痕线纹，即妊娠纹。妊娠纹主要出现在腹壁上，也可能出现在大腿内外侧、臀部、胸部、后腰部及手臂等处。初产妇最为明显。一旦出现妊娠纹就不会消失，并伴随皮肤松弛、乳房下坠、腹部脂肪堆积，严重影响了妇女产后的体态和身心健康。

门诊不少患者来诉苦：产后妊娠纹难于消失。其实想要避免妊娠纹要从平时的保养开始，注意孕前和孕后的体育锻炼。若能加强平时的运动，则可以大大减少妊娠纹产生的几率，至少可以把妊娠纹的影响程度减到最小。

君不见现在的年轻人妊娠纹多，老一辈的妊娠纹少见，关键就在于生活方式的改变。现在的年轻人，整天坐办公室，极少劳动或进行体育锻炼。西医认为妊娠纹的产生既有自身的体质原因及自身产前保养的原因，也有遗传原因。因此不少妇产科专家建议，避免妊娠纹要从平时的保养开始，注意孕前和孕后的保健工作。

中医认为这个妊娠纹属于"逸病"，乃"逸豫怠惰而生病"，现在的年轻人体育锻炼少，不劳动，不运动则易气呆钝，不能正常流通，久之，则气为之滞，血为之瘀，气滞血瘀则妊娠纹易长难消。其实我们现代的很多代谢性疾病往往都是和气滞血瘀有关系，比如糖尿病、高血脂症、肥胖症等。

针对"逸病"的治疗，《黄帝内经》云："损者温之，逸者行之。"这样可使气血运行。诚如《西山记》所云："久劳则安闲以保其极力之处，久逸则导引以宣其积滞之气。"因此孕前注意锻炼身体，怀孕以后保持适度运动和避免体重增长过多以及产后多运动是防治妊娠纹的最佳方式。

饮立夏茶，清凉一夏

斗指东南，维为立夏，万物至此皆长大，故名立夏也。立夏是夏季的第一个节气，表示孟夏时节正式开始。每年的 5 月 5 日前后，太阳到达黄经 45°，民间习惯把它作为夏季的开始。农谚有"立夏三朝遍地锄"之语，并以立夏日之阴晴占卜一年的丰收，万物至此皆长大。旧俗立夏日又为民间传统节日，称"立夏节"，古代天子率百官迎夏于南郊，并举行祭祀炎帝、祝融的仪式。立夏是二十四节气之一，表明春天结束，夏日由此开始。

《素问·四气调神大论》曰："夏三月，此谓蕃秀，天地气交，万物华实，夜卧早起，无厌于日，使志无怒，使华英成秀，使气得泄，若所爱在外，此夏气之应，养长之道也。逆之则伤心，秋为痎疟，奉收者少，冬至重病。"其中的夏三月指的就是从立夏到立秋前，包括立夏、小满、芒种、夏至、小暑、大暑六个节气。立夏和小满在农历四月前后，民间称之为孟夏，亦称夏之初，笔者的老家江西在夏之初有饮立夏茶的习惯，并流传"不饮立夏茶，一夏苦难熬"的民谣。

立夏的含意在《月令七十二候集解》中说得很清楚："立，建始也；夏，假也，物至此时皆假大也。"此"假"其意有三：一则春季播种植物已慢慢直立长大，但还没有真正长大之意；二则夏天热气已逐步上升，但还不是真正之热；三则阳气假大之意，此时饮食还需顾护阳气，不可过于苦寒。故而立夏茶的药味选择不能过于苦寒，须甘寒清热或兼有健脾祛湿之功；在清热的同时，一定要注意顾护阳气及脾胃。下面是我收集的一些立夏茶方，有清热解暑、健脾祛湿、清心安神等功效，比较符合立夏时节饮用：

方一：荷叶 30g，煮水当茶喝。

此茶具有清热解暑、开胃健脾之功。《本草便读》云其生发元气，助脾开胃。

方二：红莲子、白莲子各 60g，冰糖 30g，煮水当茶喝。

此茶具有益气清心之功。莲子除去果皮直接干燥后即是红莲子，红莲子再经过加工去皮后则为白莲子。《本经逢源》云莲子得水土之精英，补中养神，益气清心。红莲子更多用于清心补血，而白莲子则更多用于清心益气。

方三：扁豆花 30g，百合 20g，煮水当茶喝。

此茶具有健脾祛湿、清心安神之功。《本草便读》云扁豆花赤者入血分而宣瘀，白者入气分而行气，凡花皆散，故可清暑散邪。而《日华子本草》则云百合安心，定胆，益志，养五脏。

方四：淡竹叶 20g，北沙参 10g，煮水当茶喝。

此茶具有清热除烦之功。《药义明辨》云淡竹叶味甘淡，气寒，清心肺，除烦热。而《药性切用》则云北沙参甘淡性凉，补虚退热，益五脏之阴。

方五：菊花 30g，冰糖 30g，煮水当茶喝。

此茶具有清热润燥之功。《本草求真》云菊花得天地之清芳，禀金精之正气。其味辛，故能祛风而明目；其味甘，故能保肺以滋水；其味苦，故能解热以除燥。

夏季养生不可"失时之和"

　　《素问·至真要大论》叙述了疾病和气候的密切关系，还叙述了五味在治疗中的作用和六气五行的配合原理。有关气候致病《内经》提到三虚：乘年之虚、遇月之空、失时之和。而"失时之和"一词源自"至真要大论"篇中的黄帝和岐伯的对话："帝曰：善。六气之胜，何以候之？岐伯曰：乘其至也。清气大来，燥之胜也，风木受邪，肝病生焉。热气大来，火之胜也，金燥受邪，肺病生焉。寒气大来，水之胜也，火热受邪，心病生焉。湿气大来，土之胜也，寒水受邪，肾病生焉。风气大来，木之胜也，土湿受邪，脾病生焉。所谓感邪而生病也。乘年之虚，则邪甚也。失时之和，亦邪甚也。遇月之空，亦邪甚也。重感于邪，则病危矣。有胜之气，其必来复也。"所谓"失时之和"，就是如夏时应暖而反寒，冬时应寒而反温这些反季节规律性的做法都是属于"失时之和"。有句谚语叫"春夏养阳，秋冬养阴"。但由于夏季天气炎热，加之现在生活条件较好，故而现在的夏季常可见"失时之和"，夏季养生一定要避免类似的情况。

　　一勿贪空调太凉。

　　夏季阳极盛，暑热邪盛，汗多难眠，很多人喜欢空调开得非常凉来睡觉，殊不知夜喜纳凉，则易受寒湿之邪，寒湿伤阳，从而出现头晕、腹泻、腹痛、食欲不振等症状，此时可用藿香正气散寒祛湿，健脾开胃。

二勿贪饮食过冰。

夏季炎热，人们喜冷饮，但饮冷太过则易伤阳，阳伤则易招外邪而出现感冒或者消化道症状，如恶寒头痛、汗多乏力、腹痛腹泻等，此时可用桂枝汤扶正祛风，温养脾胃。《经方实验录》云：桂枝汤实为夏日好冷饮而得表证者之第一效方。姜也，枣也，草也，同为温和胃肠之圣药。胃肠性喜微温，温则能和，故云。胃肠既受三药之扶护而和，血液循环又被桂芍之激励而急，表里两合，于是遍身漐漐汗出。若其人为本汤证其一其二之表证者，随愈。

三勿贪运动太多。

夏季气温过高，大热耗气，可伤人体之阳。若再加运动太多，汗出过多，不但耗散阳气，同时也损耗阴气，导致汗多头晕、乏力疲倦、口干口渴、气短懒言等症状。此时可服用生脉散，它具有益气生津、敛阴止汗之功效。《医方集解》云生脉散"人参甘温，大补肺气为君；麦冬止汗，润肺滋水，清心泻热为臣，五味酸温，敛肺生津，收耗散之气为佐。盖心主脉，肺朝百脉，补肺清心，则元气充而脉复，故曰生脉也。夏月炎暑，火旺克金，当以保肺为主，清晨服此，能益气而祛暑也"。

处暑农谚养生经的大智慧

处暑是中国二十四节气之中的第 14 个农历节气，今年的处暑是 8 月 23 日。《月令七十二候集解》中对于处暑是这么描述的：
"处暑，七月中。处，止也。暑气至此而止矣。鹰乃祭鸟，鹰，义
禽也。秋令属金，五行为义，金气肃杀，鹰感其气始捕击诸鸟，然
必先祭之，犹人饮食祭先代为之者也。不击有胎之禽，故谓之义。
天地始肃秋者，阴之始，故曰天地始肃，禾乃登。禾者，谷连藁秸
之总名。又，稻秫苽粱之属皆禾也。成热曰登。"

因此，我们又将处暑分为三候："一候鹰乃祭鸟；二候天地始
肃；三候禾乃登。"由上可知处暑其实就是炎热离开之意，也就是
意味着要进入秋天了。此时的气温会逐渐下降，因而这个时候的养
生就不能和炎热的夏季一样。有关处暑的农谚有很多，下面摘取一
小部分，从这些充满智慧的农谚中，体会一下隐藏着的、被我们遗
忘的处暑养生经。

1. 处暑天不暑　炎热在中午

这个农谚的意思是处暑虽然带有暑字，但其实已经不是暑天
了，即"处暑天不暑"。尽管如此，中午依旧还是比较炎热，民间
有"秋老虎"之称，其实很多时候就是指的处暑时节中午炎热的气
候，此时户外活动要尽量避免在中午的时候进行。

这个时候要注意补充水分，因为虽然不是暑天，但是炎热的中
午依旧容易出现水分的缺失，建议煲汤或做粥时可以多用百合、莲
子、薏米、北沙参、玉竹等清补之类的滋补品，一则清热健脾，二
则滋肺润燥。

2. 处暑谷渐黄　大风要提防

"处暑十日忙割谷"。此时稻谷已熟，农民们已经忙着收割稻谷，但毕竟已是"一场秋雨一场寒"，大雨过后会有阵阵的凉意，尤其是早晚比较凉爽，因此要提防大风来袭。由于早晚温差较大，不少肺功能比较弱的人对夏秋之交的冷热变化很不适应，很容易引发呼吸系统的疾病，如鼻塞、感冒、咳嗽、哮喘等。

对于这种肺功能比较弱的患者建议多用虫草花炖瘦肉或排骨或老鸭等，另外也可以用猪肺炖汤增加肺脏功能，以适应季节交替的变化，正所谓"正气存内，邪不可干"。要抵御"大风"，一则早晚注意添加衣物，二则增强肺脏功能。

3. 七月半　石榴当饭

处暑节气意味着天气由热转凉，秋燥更加明显。此时就应该多吃水分含量比较多的食物，比如新鲜水果等，而石榴就是这个时节的应季水果，它营养丰富，维生素 C 含量比较高，而且果粒酸甜可口多汁，可补充我们人体所需的能量和热量。

中医认为，石榴具清热、解毒、平肝、止血和止泻功效。江西经常用石榴根皮或花来治疗鼻出血、牙龈红肿或溃烂疼痛、鼻前庭炎及鼻前庭湿疹。秋季也是痢疾高发的季节，对此，江西寻乌客家则用石榴皮治疗痢疾，常言道"痢无止法"，但寻乌客家治疗痢疾一开始即用石榴皮止痢，且止痢不留邪，这其中是有秘诀的，欲知其中内情，请详观拙著《小郎中习医手记》。

4. 七月枣　八月梨　九月柿子红了皮

很多人都知道枣是补血养生的佳品，但是很少有人知道其实枣的应季应该是农历七月，因为现在交通的方便、储藏方式的进步，导致大家对于应季水果都没有什么概念，但是吃应季的水果才是最健康的养生模式。

新鲜的枣含有较高的热量，而且含有丰富的膳食纤维、维生素和微量元素，鲜枣虽然营养丰富，但过多食用会引起胃酸过多或者是腹胀，民间有"一日三颗枣，医生不用找"的说法，巧妙地说明了食用的数量（不多吃，一天三颗足矣），同时又说明了其强身健体的功效。

春季瘦身六字诀

《黄帝内经》认为"春三月，此谓发陈，天地俱生，万物以荣"。春季是生发的季节，不少人的体重也开始慢慢增长，蓬勃发展了，很多人为此苦恼不已。笔者告诉大家一个春季瘦身六字诀："一动、二饮、三医"，希望对于想要春季瘦身的朋友有所帮助。

一动

不少想要瘦身的朋友都是希望可以有一劳永逸的办法，最好不用节食、不用运动即可减肥瘦身，这个想法很好，但是不大现实。因为我们的赘肉最期待的就是运动，运动可以燃烧脂肪，运动出汗后可减轻体重，为何？因为根据生物学家的报告，人体内水分约占人体重的60%～70%，男性体内含水分较女性多，年轻人较年长者多，新生儿体内所含水量则可达体重的70%～75%。

人体内的水分可以视作中医所说的津液，而中医认为津汗同源，排汗增多，体内的津液自然减少，津液减少，人体内的水分含量随之也减少，则体重自然可以下降。不过由于春季气温不高，所以不宜运动量太大而出现大汗淋漓的情况，因为出汗过多，往往容易受风着凉，出现呼吸道的感染，这样瘦身反而得不偿失。

二饮

饮食其实也是控制体重的一个良好办法，而今天我讲的饮，不是饮食，而是指饮茶。据说中国人饮茶始于神农时代。

按：《诗经》等相关文献记载，在史前期"茶"是泛指诸类苦味野生植物性食物原料，从发现茶的其他价值后才有了独立的名字"茶"，因此饮茶瘦身并非一定得绿茶、红茶、普洱茶等茶叶所制之物，用中草药来泡茶更可达瘦身之效，药茶瘦身效果更佳。梁代医家陶弘景《杂录》称："苦茶轻身换骨。"所以饮茶瘦身古已有之。今天笔者介绍两则饮茶瘦身经验方：① 女性饮茶瘦身方：荷叶60g，山楂90g，一剂，和匀，每次取少量开水泡当茶饮即可。② 男性饮茶瘦身方：莱菔子50g，决明子100g，车前子30g，一剂，和匀，每次取少量开水泡当茶饮即可。

三医

这里的医当然是指求医问药。对于严重肥胖者想要瘦身就不是饮茶或者是运动就可以解决的问题了，最好的办法就是减肥，但减肥不推荐大家盲目使用减肥产品，有些减肥产品含有番泻叶、大黄等强力泻下药，只可暂时使用，如果长期服用容易损伤肝肾功能。

笔者在门诊时遇到不少肥胖患者，一般都是遵照黄煌老师的教导："中医减肥个体化强，如脸上胖可用麻杏石甘汤，脐周胖可用防风通圣丸，脐上胖可用大柴胡汤，整个腹部胖可用五积散，下肢胖可用防己黄芪汤。"具体问题具体分析，因人而异，故而春季瘦身减肥也要讲究辨证施治。读者朋友若要服用中药减肥应找有经验的中医师处方。

师徒对谈篇

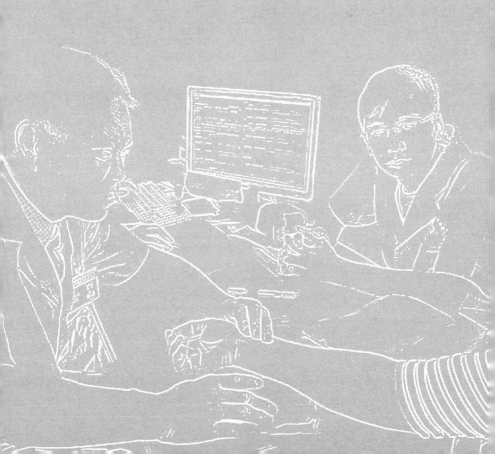

跟诊开始的日子

刘志龙老师（以下简称师）：小裕，这么早你就到了。

黎崇裕（以下简称徒）：是的。刘老师，从今天开始您每次出诊我都跟您门诊，希望通过接下来的 3 年师承可以学习到您精湛的医术和高尚的医德。

师：好的。那你就搬个凳子坐在我旁边，帮我录入患者的病史吧。我这边病人比较多，不一定每个病人都会给你讲解，您要多揣摩我临床用方的思路和方法。你平时是用经方比较多，还是时方比较多？

徒：刘老师，我平时用的比较杂，经方、时方、经验方、民间师承所授之方等都有。

师：我临床用经方比较多，这也是受我师兄黄煌的影响。当年我和他一起在南京中医药大学读研究生，师从丁光迪先生，我们的老师是研究方剂学的，后来我师兄黄煌去日本进修后逐渐转向经方的研究和临床。近年来我受师兄影响，临床运用经方较多，特别是针对糖尿病的诊疗，运用经方是可以逐渐停药的，这方面的诊疗经验你到时候可以好好整理一下。

徒：好的，刘老师。接下来的日子我会随手记录跟诊日记，以及你给我们讲述的相关内容，我都是会记录下来，作为师承作业提交，一则完成作业，二则通过整理跟诊期间你的讲述内容，在整理中提高自己的中医水平，希望在接下来的时间里我可以通过您的无私带教学有所成。

　　师：那接下来我们开始接诊吧。

　　徒：好的，刘老师。

医学的流派

　　师：小裕，你对医学流派怎么看？

　　徒：刘老师，我觉得中医学的流派挺多的，有时候感到有点盲从，不知道学习哪一派才比较好。

　　师：其实学习中医，我觉得应该是从源到流会比较好，虽然说中医流派众多，但是在我看来中医流派主要可以分为两大派系，一个是医经派，一个是经方派，而医经派后续又发展为很多流派，比如补土派、攻邪派、滋阴派等皆源自《黄帝内经》而有所创新发展。经方派则是目前较为热门的学派，特别是随着火神派的兴起，对于经方派的发展和壮大我个人觉得是起到了正面作用，促进了大家对于经方系列书籍，或者是《伤寒论》的学习。

　　徒：经方派有人认为其实是神农派一派。刘老师，您对这个问题怎么看呢？

　　师：这个问题提的好。这个是因为仲景用药的思路和方法基本不出《神农本草经》的范畴，后人发现仲景的用药法则不能用后世《本草》来解释，但是用《神农本草经》古朴有验的功效来则可以得到圆满的解决。因此有人提出神农派:《神农本草经》-《伊尹汤液经》-《伤寒论杂病论》-《本经疏证》等，这些都是神农一脉的传承。其中《伊尹汤液经》已经失传，后人杨绍伊辑复了《伊尹汤液经》称之为《汤液经钩考》，而《汤液经钩考》艰涩难懂，因此经方大家冯世纶教授对此书进行了解读，称之为《解读伊尹汤液经》，你对医学流派有兴趣的话可以找这些书来看。

徒: 好的，谢谢刘老师!

华佗之学

师: 小裕，仲景时代其实还有一个人也是经方家，你知道是谁吗?

徒: 不知道。现在不是独尊仲景之学为经方源头吗? 怎么还会有仲景同时代的经方家呢?

师: 其实这个人我经常提起。我们时常可以看到患者送给医生的牌匾上面写着"再世华佗，功同扁鹊"，华佗就是一个经方家。当年王叔和将各位医家的经验收集到《脉经》里面，同时也收集了华佗的六经辨证，而华佗的六经辨证和仲景的六经辨证是不一样的。古时医家都是各自有师承的，要不然张仲景也不会在《伤寒论》序中提到"各承家技"，说明当时的师承是比较普遍的，基本都是通过师承或者是家传而来。

徒: 刘老师，我想起来了，读大学期间我曾经读过《华佗考》

一书，是尚启东先生花了二十多年的时间，翻阅经、史、子、集等收集有关华佗的点点滴滴于一书，内容虽然不多，但弥足珍贵。

师：对的，这本书很好，虽然考证繁琐，但毕竟真实反映了华佗的学术，而且作者考证注重实据，其内容我觉得是真实可靠的，确实是华佗的内容。只可惜华佗的外科之术随着他而去，要不然中医外科绝不是现今这样。

经方的定义

师：小裕，你觉得什么是经方？

徒：刘老师，我觉得经方就是张仲景书（如《伤寒论》《金匮要略》《金匮玉函经》）里面的方子。您觉得的呢？

师：你对于经方的定义我觉得有点窄。我个人认为唐宋之前的古籍中所记载的相关处方都可以称之为经方。因为经方最初的定义其实只是经验之方的简称，因为经方古朴有验，不尚空谈，只不过后来我们用来区别时方，反而变成了专有名词。后来到宋朝，随着大量"不为良相，则为良医"的儒家进入医学领域，中医学的学风为之一变，有点变成理学之意了。

徒：那刘老师，经方除了您之前提到的华佗之学，还有哪些呢？

师：比如姚僧垣所撰的《集验方》，此书问世于北周（559），与张仲景《伤寒杂病论》、陶氏《肘后百一方》先后辉映，且与陈延之《小品方》相媲美，正如宋臣孙兆评赞："古之张仲景、《集验》《小品方》最为名家。"而且张仲景著《伤寒杂病论》，八百年秘而不传，"尤其在隋唐时期，没而不彰"。自东晋（419）历经南北朝、隋唐至北宋末叶（1127）七百多年间，《集验方》《小品方》便成当时医家之圭臬，被唐朝政府规定为习医者必读之书。这些医书其实都是经方之作。

徒：我想起来了，早年我读过《两晋三国南北朝医学总集》，挺厚的一本书，这么说来这本书里面的内容其实都是经方之学了？

师：是的，这些你都应该好好读一下。

徒：好的，谢谢刘老师提醒！

本草人生

师：小裕，我看你的《小郎中习医手记》中有很多有关本草的内容？

徒：是的，刘老师，我对本草情有独钟。因为从小就是喝中药长大的，别人喝奶，我喝中药，最后自己成了一位中医人，为了解除病患，天天让别人喝中药！

师：那你对尚志钧先生有了解吗？

徒：有的，我看过他的《本草人生——尚志钧本草论文集》，很了不起的一位医家，我向往他那种钻研本草的精神，我特意"百度"过他，他住的地方满屋子摆满了各种医学资料，难怪他学问做得那么好。

师：是啊！尚志钧先生是我国本草文献整理研究的奠基者。他长期致力于中国传统医学本草文献的研究。他依据历代经、史、子、集及各种类书、专书，相互参证，运用独特的考据方法对本草文献进行深入研究，钩沉辑复亡佚的本草18种，校注医药文献9种，编撰医药专著9种，奠定了我国本草史研究的基础，为我国本草文献研究的开拓和发展做出了突出的贡献。

徒：我对他的《诗经药物考释》《山海经植物药考释》《五十二病方药物注释》非常感兴趣，但是一直没有看到这三本书正式出版。

师：据我了解他的这些资料都给到学苑出版社，到时候学苑出版社应该会正式帮他出版的。这些书都是小众阅读，其实是不挣钱的，因此我觉得学苑出版社在文化传承这一块其实做得挺好的。

再造一个《本草纲目》

师：小裕，我看你的《一个青年中医之路》引用过不少《本草纲目》的内容，这本书你仔细看过吗？

徒：刘老师，对于《本草纲目》我没有详细阅读过，我是把它作为一个类似字典一样的本草书，主要是为了方便查阅资料来使用的。

师：现在市面上有很多不同版本、不同出版社出版的《本草纲目》，那你知道哪一部最好吗？

徒：刘老师，不知道哦。我一般都是认出版社的，一般中国中医药出版社、人民卫生出版社、人民军医出版社和学苑出版社出版的书我都是比较认可的。

师：你这个法子也行，不过有可能会把其他出版社的好书剔出了。你如果要引用《本草纲目》的话，还是要对它的相关流传情况、版本等有所了解会比较好，这样对于你引用的资料来源就会相对准确。

徒：谢谢刘老师提醒。那《本草纲目》哪个版本最好？

师：我个人觉得华夏出版社出版的刘衡如、刘山永父子校注的《本草纲目》比较好。刘衡如先生点校《本草纲目》时未见到金陵本，故以江西本为底本校勘，直到晚年才见到金陵本原貌，故而嘱其子刘山永先生以金陵本为底本继续校勘《本草纲目》，完成刘老先生未竟之业，因此他们父子二人以深练熟透的学术功力最大限度地恢复了《本草纲目》的原著原义，又极其谨慎负责地订正了大量的讹误。在囊括首刻金陵本、次刻江西本全部内容并充分反映另外九种版本概貌的基础上，记有近 1.6 万条、约 100 万字的校勘注释，历经 25 年才整理而成此校注本，相当于再造了一个《本草纲目》。此书被学术界赞誉为"自《本草纲目》初版问世凡 400 年来文字最准确、校注最严密、考证最详审的一部煌煌巨著"。

徒：谢谢刘老师！

道地药材

师：小裕，你对道地药材了解吗？

徒：刘老师，对于道地药材，我还是略有耳闻。我是江西人，比如我们江西的道地药材有一味叫江枳壳的中药饮片，据说这个药材就是江西中医药大学老师通过查阅古籍、县志、府志等考证发现江西为其特定产区，再通过实验研究发现江西的枳壳确实比其他地方的好。不过我奇怪，我们经常讲某个东西很好吃，很地道，很正宗，为什么到了中药这里就变成了道地而不是地道呢？

师：其实中药材提"道地"的要求是有历史源头的。据陆士谔先生说，唐代全国分作十个道，如剑南道、淮南道、空南道……每个道，都要把当地的物产调查、核实上报朝庭，其中，某道出某药，某药有某长，选购辨别，事事认真，故药材乃有"道地"之说。所以这个道地药材的称呼一直延续至今。

徒：原来如此，看《神探狄仁杰》经常可以听到剑南道、淮南道等发生命案，需要前往破案，原来这个道还和我们的中药有关系。其实中医药也挺有趣的啊。

师：是的。道地药材其实是优质纯真药材的专用名词，它是指历史悠久、产地适宜、品种优良、产量宏丰、炮制考究、疗效突出、带有地域特点的药材。当然道地药材也不是固定不变的，比如环境条件的变化使上党人参绝灭，人们遂贵东北人参，而仲景时代的人参其实就是指的上党人参，并非我们现代所说的人参。另外，三七原产广西，称为广三七、田七，云南产者后来居上，称为滇三七，成为三七的新道地产区。

徒：药材的道地原来也是在不断地变化。

什么是中药

师：小裕，你说说看什么是中药？

徒：刘老师，我个人觉得大自然产生的，能放入我们嘴巴的动物、植物或者是矿物其实都可以称之为中药。在广东这边中药的概念我觉得是比较含糊的，因为大家平时有煲汤，经常会放一些药材，而在广东老一辈的来讲，他们不觉得这些是药材，反而是食材，比如玉竹、沙参、麦冬、百合、莲子等，他们觉得这些就是日常食用之品，而非药材。

师：是的。广东这边菜市场除了卖菜以外，其实也卖中药，常见路边摊有新鲜的淡竹叶、鸡骨草、鱼腥草、蒲公英、茵陈等。宋朝时街边卖的都是香料，而如今街头到处都是凉茶铺，有些刚来广东的外地中医觉得广东这边不愧是中医药大省，民众对于中医药有特殊的情感。

徒：广东常用的清火润燥食材里面很多都是中药，因为在中医里面冰糖、雪梨、荸荠、银耳等其实都是属于中药，只不过百姓日用而不知。

师：是的。中药其实是我国传统药物的总称，是以中国传统医药理论指导采集、炮制、制剂，说明作用机理，指导临床应用，具有完整的理论体系和独特应用形式的药物。因此如果中草药在西医理论指导下使用，我觉得这个就不能称之为中药了。

徒：而且现在临床中其实中成药使用最多的反倒是西医临床工作者，而中医临床工作者使用中成药较少。用时脱离中医药的理论指导，完全是根据药品说明书来开药，这样的话，中成药亦变成了西药！

师："因此，"振兴中医，吾辈有责"！你们要努力学好中医，去影响一批人成为铁杆中医。

徒：好的，刘老师。

治疗头痛可不依药物归经理论

徒：刘老师，我看您治疗头痛往往没有加归经的药物。比如像我治疗头痛，一般是太阳经头痛往往会加羌活、麻黄等；阳明经头痛往往会加白芷、葛根等；少阳经头痛往往会加柴胡等；厥阴经头痛往往会加吴茱萸等；少阴经头痛往往会加细辛、附子等。

师：小裕，归经理论其实是后世的一种药物理论，是指药物对于机体某部分的选择性作用，即某药主要对某一经（脏腑及其经络）或某几经发生明显的作用，而对其他经则作用较小，甚至没有作用。使用这一套方法用于临床有时确可事半功倍，但是也不完全绝对，因为药物归经理论，往往会束缚你的临床思维。

徒：老师，那您是用的什么临床思维呢？

师："有是证，用是方"。方证对应的思维，这一点学经方的人不能丢。比如"干呕吐涎沫头痛者，吴茱萸汤主之"，这种方证对应之法简洁明了，而且用方用药一目了然，有规律可循。再者你所说的太阳经头痛往往加羌活，其实这样会约束你的处方选择，太阳经的头痛，有很多经方可以选择的，比如麻黄类方、桂枝类方等都可以选用，关键是识证，然后精准选方即可事半功倍。

徒：原来如此，谢谢刘老师。

中药苦不苦

徒：刘老师，我看小朋友经常问你中药苦不苦？您觉得中药苦吗？

师：小裕，是的。我门诊中小朋友比较多，好多都成了我的小粉丝。其实说中药苦，我觉得是和医生用药有关。很多医生很喜欢用苦寒之品，方杂药乱，这样的中药处方肯定是比较苦的，而我们学经方用经方的，你如果经方开的精纯，其实味道口感挺好的。

徒：刘老师，我看你针对小朋友一般多会用一些陈皮、党参、炙甘草、生甘草、大枣等，而且量都是会比一般人大一些。

师：是的。这些其实都是具有调味的作用。中药里面的很多处方其实是比较甜的，比如桂枝汤、黄芪建中汤、小建中汤、甘草干姜汤等，这些经方如果你用原方的话，口感香甜，绝对不会觉得苦，但是如果你随便加减，那口感就会差很远。就是我们日常所用的黄连，如果你是对症用药，比如有些阴虚火旺所致的失眠，你用黄连阿胶汤，黄连用至15g，病人都不会觉得苦，而等病情缓解，你再用大量的黄连，患者则会叫苦不已。

  徒：中药真是奇妙！原来中药的口感还可以随着病情的变化而变化。那还有比黄连更苦的药材吗？

  师：有的，你猜猜看。这味药虽然味道比黄连还苦，但是它却有良好的治疗口苦之功。

  徒：不知道，还望刘老师明示。

  师：是龙胆草。我们常说："哑巴吃黄连，有苦说不出。"其实龙胆草比黄连还苦，虽然龙胆草大苦大寒，一味沉降，能祛火之有余，但《名医别录》说龙胆草能"益肝胆气"，言其有补益的一面。

  徒：中药真是奇妙，有了刘老师的解释和启悟，对于中药又有了新的认识和感悟，谢谢老师。

  师：不用客气。

西药能不能当中药用

  徒：刘老师，你觉得西药能当中药用吗？

  师：小裕，我觉得完全可以的。中医是开放包容的，比如炼丹术的兴起，中医就吸纳了很多道家炼丹产生的化学药物，而且用的得心应手。还是那句老话，只要是在中医药的理论指导下使用的药物，不管是天然的动植物药材，还是矿物，或者是化学药物等，都能当中药用。这叫西为中用。

徒：听说抗生素类似于中药的清热解毒药。

师：是的。这个是根据使用抗生素后的反应来推测的。不少人用了抗生素之后出现面色青暗、食欲不振、恶心干呕等胃肠道的不良反应，这个和清热解毒药导致的不良反应非常类似。因此抗生素其实就是类似中药里面的清热解毒药，所以用抗生素输液治疗，再开清热解毒药一起用的，这个不是叫中西医结合，这个只能称之为中西药叠加而已。

徒：那其实我们中医完全可以灵活运用中医药的理论指导西药临床的使用。

师：你说的对。有个叫邓家刚的医生，他参照《中药学》(《临床中药学》) 的体例，写了一本书叫《中药新家族化学中药》，此书共收载化学中药 428 种，将每种化学中药要表述的内容分为概说、性味归经、功效、应用、用法用量、制剂、使用注意、不良反应、禁忌证、备注等 10 个子项。而且书中应用中医药的术语及表述方法，对现行常用的化学药物进行了中药特征性的诠释。

徒：好的，谢谢刘老师。

师：好了，我们继续看病。

生白术重用可通便

　　徒：刘老师，我看您开中药汤剂的时候，有时用生品，有时用炒，有时用炭类，这其中有什么深意吗？

　　师：很多药物通过炮制之后可以产生不同的功效，如炒黄、炒焦之后可以使药物易于粉碎加工，并缓和药性。而且种子类药物炒后则煎煮时有效成分易于溶出。而炒炭的话能缓和药物的烈性、副作用，且能增强其收敛止血、止泻之功。

　　徒：难怪您用于崩漏的治疗，常常会加炭类药材，比如艾叶炭、地榆炭、棕榈炭等。那临床中我看您有时候用生白术，有时又用炒白术，这里有什么特别的用意吗？

　　师：炒白术健脾祛湿的功效会更强一些，而生白术我一般用其通便，若大便秘结伴有舌苔白腻者，我一般都会用大量的生白术，此时如果用炒白术可能反而会加重便秘的症状。

　　徒：生白术为什么可以通便呢？

　　师：这个是魏龙骧先生的经验，便秘的源头在于脾胃，脾胃之药，首推白术，尤需重用，始克有济，重用白术可以运化脾阳，为脾胃行其津液，恢复气机的升降之能，实为治本之法。

　　徒：谢谢刘老师！今天又学到一招：生白术重用通便。

麻黄有副作用吗

徒：刘老师，麻黄除了引起心慌心悸和汗出不止以外，还有没有其他的副作用啊？

师：有的。据海外新闻媒体报道，美国的研究人员说，数以百万计的美国人用来健身和减肥的草本兴奋剂麻黄，可能会导致心脏病发作、中风、死亡等灾难性的并发症。他们研究的病例大部分都是身体健康但在服用麻黄时出现了副作用的年轻人。有些人服用麻黄才几天或几星期就出现了问题。

徒：这应该是不辨证使用而导致的吧？

师：是的。不辨证使用，长期这样运用肯定会出问题的。

徒：还好，我们中医都是讲究辨证论治，基本每次的处方都是略有加减，出现副作用的可能性也不大。

师：是的。但是要注意量的问题，如果单次使用麻黄过量也是有可能会出现明显副作用的。

徒：刘老师，我看您平时麻黄用量也不是很大。

师：是的。麻黄大量我觉得还是存在安全隐患，宁愿再剂，不可过剂。之前曾跟你讲过麻黄可以活血化瘀，因此孕妇注意尽量不要用麻黄。国外就有报道有两名妇女在怀孕期间服用麻黄出现了流产的情况。因此中药的使用也还要关注海外的最新报道。

谈"麻"色变

徒：刘老师，我看很多医生和你不一样，他们都不爱用麻黄，这是为何？

师：仲景时代独爱麻黄，因此我们这些经方学子都很喜欢用麻黄类方，但是在金、元时期，刘完素先生为了纠正辛温发汗的片面性，遵《内经》之旨，阐发火热病机，自制"双解""通圣"辛凉之剂，而不遵仲景用桂枝、麻黄发表之法，成为反对张仲景用辛温发汗的翘楚。后来到了明末清初的时候，叶天士、王孟英、吴鞠通等温病大家相继出现，辛凉派占了上风，罢黜辛温麻桂，独崇辛凉银翘，惯用辛凉之银翘、桑菊等方。从而后人用温病多，用伤寒少，还有些人提出"南方无伤寒，不得用麻桂"的错误观点。

徒：不过我看很多治疗感冒的中成药也是辛凉解表的多，而辛温解表的少。

师：是的。因为辛温解表如果是辨证不正确，使用不当容易出现大的副作用，而辛凉解表辨证不正确，使用错误的话亦不会出现太大的副作用，因此大家都喜辛凉而不喜辛温。

徒：可是如果是用错辛凉解表，很多人会遗留咳嗽。

师：是的。这个就是寒邪入肺，若再用清肺则迁延难愈。

麻黄发汗如何控制

徒：刘老师，看您用麻黄得心应手，可是我用麻黄总是怕它发汗过头，所以每次用麻黄都是前怕狼后怕虎的。

师：小裕，不要说你年轻医生不大敢使用麻黄，就是很多老中医，其实对于麻黄都有一种惧怕感，一般都是用羌活、防风、荆芥等来代替。麻黄辛温解表，发汗力量强，过量使用可以导致心慌心悸，汗多不止。但是这个其实是可防可控的。

徒：如何防控呢？

师：年老体弱的、心脏病患者，这些使用麻黄就要慎重，量不可过大，或者用蜜制麻黄。此外，麻黄的发汗作用可以用生石膏、苍术等来控制，据黄煌教授的经验，越婢汤证汗出而肿，麻黄石膏的比例为 6：8，石膏量大于麻黄，从而麻黄没有发汗作用，而仅取其退肿的效果；大青龙汤证不汗出而烦躁，烦躁需用石膏，但又需要用麻黄发汗，如何配比？因此大青龙汤中麻黄与石膏的比例为 6：4，则其发汗作用依然十分强烈。可见石膏有制约麻黄发汗的效果，在需要发汗时，石膏的量不宜超过麻黄。另据北京名医许公岩（1903—1994）主任医师的经验，许氏临证尤精于湿证的辨证论治，创制了"苍麻丸"，临床收效确切，他认为麻黄和苍术两药等量使用，临床常见能发大汗；苍术倍于麻黄则发小汗；苍术三倍于麻黄常见尿量增多，有利尿之作用；苍术四倍、五倍于麻黄，虽无明显之利汗作用，而湿邪则能自化。

徒：原来麻黄发汗还是可控的，而且就是我们经常用到的石膏和苍术。我学会如何运用麻黄发汗了。谢谢刘老师。

师：不用客气，以后临床中遇到什么疑惑可以随时沟通交流。

徒：好的。

重审十八反

徒：刘老师，那天听您讲了十八反并非绝对，我去书店里面找了一下相关的书籍来看，发现了一本《重审十八反》的书，挺有趣的。

师：说说你了解的情况。

徒：《重审十八反》作者是王延章，他将十八反药物自身试验、华西医科大学动物试验、临床应用和古今医家常用的有关内治、外治疗疾的有关经验汇集成册，成为中国中医药出版社的畅销书。他是在内科疾病治疗中发现十八反中药对人体疾病的治疗非常有效。后来亲自尝试，试验破译十八反之谜，提出"前后五千年，重审十八反，解放中药十八反，振兴中医阳气"的学术观点。公开发表了相关论文几十篇，后来还创办了中医药十八反研究所，专门研究中药十八反。

师：王先生的这个例子说明，中医药是一个宝库，里面有很多值得我们挖掘的东西，就看我们是否有科学的眼光和头脑，把我们中医日常认为"所以然"的东西进行"之所以然"的研究，往往就可能成为自己的学术经验。

徒：老师说的是。就像您用经方治疗糖尿病一样，突破传统三消辨证，提出先辨寒热，再辨六经。

师：师承期间好好整理和总结我诊疗糖尿病的经验。

徒：好的，刘老师，我会努力的。

解表能治疗其他疾病吗

徒：刘老师，我看您治疗糖尿病时经常用到葛根，葛根不是治疗感冒的一个常用药吗，为何这里可以治疗内伤杂病呢？

师：葛根这味药，我们《中药学》教材把它归类到辛凉解表药里面。它性味甘辛凉，主要归脾、胃经，具有解肌退热、透疹、生津止渴、升阳止泻之功，且长于缓解外邪郁阻、经气不利所致的颈背强痛，外感表证发热，无论风寒与风热均可用。因此它是很多临床医生喜欢用来解表的一味中药。我在糖尿病的处方里面用大量的葛根主要是借其生津止渴之效。我们不能因为这些药物归类到解表药中就误以为这些药物仅有解表的功效。

徒：解表药的功效不就是发散表邪以治疗表证的作用吗？

师：话虽如此，但是一个药物不会仅仅只有一个功效，它往往具有多重的功效，我们《中药学》教材仅仅是根据其常用的功效归类到某一类的中药队伍里面，方便大家学习，但是这样又往往会束缚学生的思维。

四两拨千斤

徒：刘老师，我看现在有些中医师，药多、方杂、量大，往往看不出是什么方子，简直就是药物的堆砌。

师：其实这个是因为开方人心中没底所导致的，往往加一堆对症的药物，心中有药无方，这样对于提高临床水平是非常不利的。

徒：有些人说量大是因为现在的药材都是人工种植的，古时的药材都是野生的，野生的劲大，人工种植的药力小，所以要量大一些才行。

师：中药治病，我喜欢用"四两拨千斤"的法子，调动身体自己的力量来祛除邪气。"四两拨千斤"这原本是一个武术技法的术语，源自道家的哲学，初见于太极拳《打手歌》："任他巨力来打我，牵动四两拨千斤。"也就是我们民间常说的顺势借力，以小力胜大力。你看李东垣治疗脾胃疾病，几分几分地用药，就算现代是人工种植的药物，我个人觉得也没有必要那么大的剂量，因为大剂量的药物，对于脾胃来讲可能就是一个负担，并不利于药物的消化吸收。

徒：刘老师，我看您临床用药剂量都不大，但是效果却挺好的。

师：这个就是"四两拨千斤"的效果。

人参恶莱菔子吗

徒： 刘老师，我开药的时候经常有病人问：吃中药的时候可以吃萝卜吗？我说吃中药可以吃萝卜啊！这有什么影响呢？病人往往会反问：不是说人参和萝卜相冲吗？我看您现在正在开的方子里面有人参，所以问问。对于这个问题您怎么看？

师： 我们《中药学》课本里面讲"人参恶莱菔子，因莱菔子能削弱人参的补气作用"。这里就提到中药的"七情"了，其中相恶是其中的一种，也就是说两药一起合用，一种药物能使另一种药物原有功效降低，甚至丧失，即所谓"相恶者，夺我之能也"。人参是补气的，莱菔子是萝卜的种子，萝卜和莱菔子都有行气的作用，因此人们把范围扩大化了，认为萝卜和人参相冲。其实这个问题需要灵活看待。

徒： 如何灵活看待呢？

师： 如患者本身气虚的比较厉害，此时你用补气的黄芪、人参等是正确的，而且气虚比较严重者一般是不建议加用行气的药物，以免削弱补气药的效果。但是如果患者服用后出现胸闷、腹胀等气滞的表现或者患者气虚的同时本身有气滞的情况，那此时除了用补气之品以外，亦需要加行气之品，以免补而壅滞，补中益气汤里面用陈皮正有此意。

徒： 原来如此，原来中药相恶也是需要辩证看待的。

天花粉孕妇要慎用

徒：刘老师，我看您治疗糖尿病时经常用到天花粉，而对于孕妇，天花粉却从来不用，这是为何？

师：古代对妊娠禁忌药主要提禁用与忌用，极少提慎用。近代则多根据临床实际，将妊娠禁忌药分为慎用与禁用两大类。虽然天花粉不在我们教科书的妊娠禁忌药物里面，但是现代研究表明，天花粉含有的天花粉蛋白对绒毛滋养层细胞有选择作用，能使绒毛广泛变性坏死，纤维素沉着，绒毛间隙闭塞及阻断血循环，血循环阻断又加速绒毛的变性坏死，促使前列腺素释放而流产，故孕妇应该慎用。又因其性微寒，故脾胃虚寒者也应慎用。而且古文献中就有天花粉"碍胎"的记载，因此临床要注意孕妇尽量慎用天花粉。

徒：这么说来，天花粉可以作为堕胎药使用了？

师：是的，小裕，你说的没错。《妇产科疾病中西医诊疗技术》就记载用精制天花粉进行宫外孕早期的处理，它适用于无大量出血、无严重贫血、病情稳定者。另外中药内服汤剂有些医家也用到天花粉治疗宫外孕的情况，常用方：牡丹皮 15g，桃仁 10g，赤芍 15g，蜈蚣 5g，水蛭 6g，川牛膝 15g，天花粉 10g，皂刺 10g，延胡索 15g，王不留行 10g，丹参 15g，夏枯草 15g。

大剂量黄连降血糖

徒：刘老师，我看您治疗糖尿病时对于血糖难降者会用到大量的黄连，这是为何？

师：这个其实是学习仝小林先生的经验。他是国家中医药管理局内分泌重点学科学科带头人，主持国家中医药管理局标准化项目——《糖尿病中医防治指南》和国家标准委员会行业专项——《糖尿病中医防治标准》，还承担了国家973重大基础研究项目"以量－效关系为主的经典名方相关基础研究"。他发现大剂量的黄连对于难降性的血糖有比较大的帮助。因此我也学习此法。

徒：那这个是否可以称之为中医冲击疗法呢？

师：我觉得可以这么认为。曾经有一外地糖尿病患者慕名前来找我诊疗，在住院部治疗数天后血糖下降不明显，患者出现担忧情绪，我了解这一情况后，在中药原方的基础上加上黄连50g，仅用2天，血糖就出现明显下降，让患者吃了一颗定心丸。

徒：中药的剂量真是一门值得研究的学问。

师：是的。仝小林先生曾有一本《重剂起沉疴》的书，讲述的就是相同的药物，当运用剂量不一样时可以取得不同的功效，这个值得我们学习。你有空可以找这本书来看看。

徒：好的，谢谢刘老师，我到时候看一下。

桂枝可以温通三焦

徒：刘老师，我看您温阳除了用附子以外，也很喜欢用桂枝，是因为桂枝这个药物可以温通三焦吗？

师：是的，桂枝确实可以温通三焦。桂枝为樟科植物肉桂的干燥嫩枝，主产于广东、广西、云南省，一般是在春、夏二季采收，除去叶，晒干或切片晒干，生用。其常用处方名为桂枝、桂枝段、嫩桂枝、桂枝尖。但是目前临床所见桂枝皆为粗杆，而非细枝条，药效大减。其味辛甘性温。主要归心、肺、膀胱经。具有发汗解肌、温通经脉、助阳化气之功。温通经脉其实就已经暗含可以温通三焦了，因为经脉的范围是很广泛的，外络皮毛，内联脏腑。

徒：那桂枝温通三焦具体体现在什么方面？

师：上可以温助卫阳，治疗风寒表证；中可以温通胸阳，治疗胸痹、心痛等症，还可以温通心阳，治疗心动悸、脉结代，另可温暖脘腹，治疗胃痛腹痛；下可以温暖胞宫，治疗经闭、痛经。

徒：难怪您开温经汤的时候，经常对患者说："宫寒不孕，宫暖花开。"

师：是的。目前宫寒是导致不孕的常见因素，因此温经汤是我临床治疗不孕的常用方剂。

紫苏是一味药食两用之品

徒：刘老师，我看广东这边卖田螺的经常会搭卖一个药材——紫苏，这边的群众都知道这味药材可以解鱼蟹毒。

师：是的。广东这边的中医药基础好，很多大妈都是略知药性。紫苏为唇形科植物紫苏的茎、叶，其叶称紫苏叶，其茎称紫苏梗。我国南北均产，由于取材简便，因此民间运用很广。其实紫苏除了我们课本讲的解鱼蟹毒以外，还可以调味，是一药食两用之品，这一点会做菜的人肯定都知道，你不做菜可能就不大清楚。据《调鼎集》记载："平时将薄荷、胡椒、紫苏、葱、香橼皮、桔皮、菊花及叶同晒干，捶碎收贮。剖鱼入水，取以洗擦，不但解腥，其味尤美。"

徒：没有想到紫苏还可以调味。之前我一直以为民间只是用它来解毒，我临床也很喜欢用紫苏，它解表但是效用比较缓和，而且还有宽胸理气的作用。

师：是的，我一般用紫苏行脾胃气滞，治疗胸闷呕吐或者风寒感冒。这个药外能解表散寒，内能行气宽中，且略兼化痰止咳之功，尤宜风寒表证兼气滞，或咳喘痰多者。

生姜是一味可有可无的药材吗

师：小裕，今天考考你，生姜这个药物重要吗？

徒：刘老师，这个药我觉得是一个可有可无的药物。我临床一般用它来调味，有时候病人忘记加了，我说没事，不加也可以。

师：我不这么看。生姜其实也是很重要的一个药材，比如桂枝汤少了生姜这一味药，你觉得还是桂枝汤吗？

徒：刘老师，这个问题还真没有考虑过。我觉得少了生姜这一味药，不会影响桂枝汤的功效吧？

师：桂枝汤其实不能缺生姜，少了生姜的桂枝汤是不完美的，其功效肯定会受到一定的影响。陈瑞春先生对此深有体会。他曾治一老师，因终日畏寒，经常感冒，于某年夏天来诊，自谓背部怕冷，既不能洗冷水，也不能睡凉席。据其脉症，拟桂枝汤原方合玉屏风散，服 5 剂后身暖如日浴，嘱其再服上方。适逢生姜用完，遂煎无生姜的桂枝汤服。不料，服了没有生姜的桂枝汤，全身瘙痒难忍，且不得汗出，皮下郁郁不畅，十分不舒适。又来与陈瑞春先生面商，问有何变故？当即与其测血压，诊脉察舌，听心脏，未见何特殊体征。诸身一如常人，料无妨碍，不必易方，嘱其觅生姜置药中再煎服。当日又进上方一剂，因诸药齐备，药后身痒止，仍如前述，身暖如热浴温煦。病者惊叹不已，生姜一味，居然如此重要。可见中医之奥秘，还真是神秘莫测，博大精深！

细辛可以过钱吗

徒：刘老师，我看您用细辛经常都是 5g、10g 的。不是说细辛不能过钱吗？

师：是的，中医业界确实有此一说，一钱等于现在的 3g，也就是说平时用细辛不能超过 3g。但是古人所说的细辛不过钱是打成散剂服用的，我们现在一般是中药饮片入煎剂。

徒：这么说细辛不过钱不是金科玉律，不用完全遵守。

师：是的。细辛性味辛温，有小毒。主要归肺、肾、心经。具有解表散寒、祛风止痛、通窍、温肺化饮等功效。其药物仅仅只有小毒而已，不用过于紧张。而且当用量偏大时，你只要煲药的时候让患者把药盖子打开一个缝隙即可。

徒：为什么要这么做呢？

师：现代药理研究发现，细辛具有挥发油，它令人致呕以及毒性等都是由于挥发油所致，开盖可以让其挥发油发散的更多。另外也可以通过久煎来减轻它的毒性。其实我的用量已经是很轻的了，有一本名老中医的经验集叫《细辛与临床（附疑难重奇案七十三例）》，细辛动辄三五十克，可是治疗疑难重症效果非常好。

升麻最好的功效是清热解毒

徒： 刘老师，我看你经常用升麻治疗牙痛、口腔溃疡、咽喉肿痛，升麻不是升举阳气的吗？

师： 这是典型的中了补中益气汤的毒。补中益气汤中用柴胡、升麻升提阳气，升麻入脾胃经，善引脾胃清阳之气上升，其升提之力较柴胡为强。但是其实升麻最初的功效是用来清热解毒。

徒： 我想起来了，《伤寒杂病论》中有麻黄升麻汤、升麻鳖甲汤等，这么说都是取其清热解毒之性了？

师： 是的。升麻辛微甘，微寒。主要归肺、脾、胃、大肠经。具有解表透疹、清热解毒、升举阳气功效。此药性微寒可清热解毒，因此可以用量偏大，而不是平时升举阳气所用的 3 ～ 6g，此时用 15 ～ 30g，都是可以的。这个药尤善清解阳明热毒，因此口腔、牙齿、咽喉等热毒用此效果不错。

徒： 下次遇到热毒较甚的口腔、牙齿、咽喉等疾病我也试试这个药。刘老师，这个药，有什么禁忌吗？

师： 麻疹已透，阴虚火旺，以及阴虚阳亢者忌用。

徒： 好的，谢谢刘老师。

独活与羌活可以相互替用吗

徒：刘老师，我看您经常独活与羌活相互代替用，不是说他们两个功效不一样吗？都说羌活善治上半身风湿痹痛，独活长于治下半身风湿痹痛，明显功效不一样啊？

师：有时药房缺药，没有办法，只能用他们两者相互替代。虽然两者功效有别，羌活善于上行，独活长于下走，但其实羌活、独活，在古时是不分的。所以我个人认为这两味药可以相互代替。如《神农本草经》只有独活，并谓独活又名羌活。而陶弘景虽然讲"羌活形细而多节，气息极猛烈；独活色微白而形虚"，但临床应用却仍合为一条。直到宋元以后，本草记载及临床应用才将羌活从独活中分出，别列一条。因此，在古人的眼里，独活和羌活的功效是一样的。

徒：原来它们两个是后世才划分开来的。

师：是的。它们都可以祛风湿，止痹痛，发散风寒，治疗风湿痹痛，风寒表证夹湿者。不过独活又能治少阴头痛，羌活又善治风寒项背强痛，这两点功效一般不可代替。

木瓜也会引起不良反应

徒：刘老师，我有个风湿痹痛的患者，用了木瓜 15g 之后，他竟然说肚子痛，拉肚子。我问他方子里面有没有他以前没有用过的药物，患者说没有，但是患者说每次他一吃木瓜就会肚子痛，拉肚子。木瓜不是食物吗？难道木瓜还会有不良反应？

师：应该是木瓜的不良反应所致。虽然木瓜是我们日常食用的果蔬，但是其实木瓜中的番木瓜碱，对人体有小毒，故每次食用量不宜过多，过敏体质者应慎食。你可能是因为用量过大了，超过了患者的耐受，下次你用 3 ~ 6g，看看患者还有无不良反应。

徒：那这么说，孕妇最好不要吃木瓜了？

师：是的。怀孕时最好不要吃木瓜，因为怕引起宫缩腹痛，增加孕妇的思想负担。

徒：那木瓜一般适用于哪些人群？

师：木瓜比较适宜慢性萎缩性胃炎、乳汁不足、风湿筋骨痛、跌打损伤、消化不良、肥胖者。另外，木瓜还有公母之分。一般来讲公瓜椭圆型，身重，核少肉结实，味甜香；母瓜则身稍长，核多肉松，味稍差。

下肢发冷可用丝瓜络

徒：刘老师，对于下肢发冷的患者我看您经常用到丝瓜络，这是为何？

师：有些患者膝盖以下常年怕冷，夏天都不觉得热，也只是觉得不冷而已。其中不少患者是因为血脉不通，经络受阻，故疏通经络，用通络活血之品即可。而丝瓜络网络纵横，可见具有通络舒筋之效，临床一般用于骨节疼痛、肌肉顽麻、手足拘急、胸胁痛、乳汁不下等的治疗。

徒： 这个仅是通络，如果是气血不足的这个药可以用吗？

师： 其实也是可以用的，但是要注意加上补气血的药物。下肢发冷在我看来一则多见于经络不通，二则气血不足。经络不通可以由寒、湿、热、瘀等导致，治疗时除了解除病因以外，也要注意疏通经络。气血不足则看是以气不足还是以血不足为主，采取相应的措施补充来源即可。因此为了快速取效，我一般都是通经络和补气血同时进行，这样双管齐下，往往事半功倍。

徒： 难怪好多病人吃药没多久就明显好转，原来是有治疗秘诀的。

师： 是的。中医师承就是有这个好处，好多临床秘诀课本上是学不到的。

徒： 手把手的教，面对面的问，这样进步就快多了。

价廉效佳的豨莶草

徒： 刘老师，我感觉大家好像都不太爱用豨莶草？

师： 豨莶草为菊科植物腺梗豨莶的地上部分，夏、秋季开花前及花期采割，除去杂质，晒干。同属植物豨莶、毛梗豨莶同作豨莶草用。由于这个药很廉价，所以很多人都忽视了它的良好功效。

徒：那豨莶草有什么功效呢？

师：豨莶草入药最早见于唐代《新修本草》，谓其"味苦，寒，有小毒""主金疮，止痛，断血，生肉，除诸恶疮，消浮肿"。迄至宋代《本草图经》始首次记载其有"治肝肾风气，四肢麻痹，骨间疼，腰膝无力者，亦能行大肠气""服之补虚，安五脏，生毛发，兼主风湿疮肌肉顽痹；妇人久冷，尤宜服用之"，已明确指出其具有祛风湿、补肝肾之功。因此，豨莶草最重要的功效是祛风湿。另外它还有通脉络，治疗中风、高血压等功效。

徒：那用法方面有没有什么需要特别注意的呢？

师：豨莶草古人有生熟两种用法。生用则苦寒之性较强，主要用于痈肿疮毒、湿疹瘙痒，内服外洗皆可。若加黄酒蒸制，则苦寒之性降而温通之性加强，故可用于风湿痹证，代表方剂如豨莶丸、豨桐丸。

神奇的雷公藤

徒：刘老师，我听一个同学说雷公藤治疗风湿病效果挺好的，不知道您有没有用过？

师：据书本记载雷公藤性味苦凉，归心、肝经，具有祛风除湿、通络止痛之功，可用于风湿顽痹的治疗。但是这个药物有大毒，因此，我还真没有用过。

徒：据我一个在湖北省洪湖市中医院上班的同学讲，他们医院的前任院长周祖山以雷公藤为主药，研制了"痹康宁"系列制剂并获得湖北省卫生厅科技进步二等奖。"痹康宁"系列制剂能选择性地用于类风湿关节炎的各种证型，疗效显著且大大减轻了雷公藤毒副反应。它让雷公藤治疗类风湿朝"标准化"迈进了一步。而且还有"周氏关节止痛膏"，解决了雷公藤治疗中给药途径单一的局限；研制了活血壮筋片、清热通痹片、养阴通络糖浆等新制剂产品，开启了雷公藤治疗用药的多元化、立体化局面。没有想到一个有毒的药物竟然有如此好的功效！

师： 这个就是典型的精研药物出成果的例子。一个人一辈子可能就琢磨某一种药物，而获得非凡的成果，比如屠呦呦研究青蒿素就获得诺贝尔奖。

徒： 是的，学术有专攻才行。

茯苓的配伍

徒： 刘老师，我看您临床对茯苓这个药物也是情有独钟啊？别人有时候都叫您"刘茯苓"，我看您也默认了。

师： 这个"刘茯苓"的雅号我喜欢。其实我的性格也和茯苓差不多，茯苓这个药性味甘、淡，平，归心、肺、脾、肾经，是非常平和的一味药，比较符合我的性格，所以是我临床很喜欢用的一味药。而且茯苓利水不伤气，为利水渗湿要药，凡小便不利、水湿停滞的症候，不论偏于寒湿，或偏于湿热，或属于脾虚湿聚，均可配合应用。

徒：那您临床一般是如何配伍的呢？

师：对于茯苓的配伍用药，我还是遵循仲景之法较多，如偏于寒湿者，可与桂枝、白术等配伍；偏于湿热者，可与猪苓、泽泻等配伍；属于脾虚者，可与党参、黄芪、白术等配伍；属于虚寒者，可与附子、白术等同用。

徒：我看有些医生开茯苓皮或者赤茯苓什么的，功效有区别吗？

师：有的。一般来讲茯苓皮长于利水消肿；赤茯苓长于渗湿泄热；白茯苓长于健脾，并能利水、宁心；茯神是菌核的心部，有松根穿过，则长于宁心安神。因此临床书写处方时要写清楚，具体用的是哪一种茯苓，要不然疗效可能就会打折扣。

白虎汤中为何用粳米

徒：刘老师，我看了一下仲景常用的石膏类方，他在白虎汤中用了粳米。粳米不是我们的食物吗？仲景为何用粳米，好奇怪哦？

师：这个问题提的好，说明您开始考虑仲景的用药了。对于粳米，现代医家对此有争议，有些人认为是糯米，有些人认为不是糯米，让人无所适从。我一般都是建议患者用我们做饭的米即可。

徒：那仲景在这里用米，是否有深意呢？

师：其实用米挺好的。你看哦，米熟汤成，用米作为判断汤剂是否煎好的一个判断标准，这是其一；其二，像白虎汤这样用甘草、粳米的配方，既因甘草、粳米与石膏同煎时，微小颗粒的石膏会混悬于微黏稠的液体中，患者会吃下少量石膏，使石膏更好地发挥作用；其三，王旭高说："石膏清火，知母滋阴，甘草缓阳明之津气。因石膏质重，知母性滑，恐其急趋于下，另设专法，以米熟汤成，俾辛寒重滑之性，得粳米、甘草，载之于上，成清肃肺胃之功。"因此粳米可保护到胃，不致为质重而寒凉沉降的石膏所伤。

徒：原来仲景用一个米都是这么有巧思妙想，难怪会被称之为医圣。

师：是的。仲景用药很精妙，每个药的用法用量都值得我们揣摩学习。

石膏多大量为宜

徒：刘老师，我看您用石膏，有时候大量，有时候小量，这个量如何来把握？一般多大量比较合适呢？

师：中药的剂量掌握，关键还是看患者的体质以及病情的轻重程度。针对体格壮实的，我一般用量偏大，在 30～60g；对于年老体弱者一般用量为 10～20g。

徒：但是好像历代以来，对于石膏的用量都是有争议的？

师：是的。由于医家各自的经验不同，所以对于石膏量大量少都是有各自的看法。余师愚清瘟败毒饮用 240g，吴鞠通也用过这样的量；余无言用过 500g；广东名医黄仕沛，成人每服起码用 90～120g，较重剂量 180～240g，小儿起码 30g，较重则 45～90g。《北京文史资料》曾载：抗战时期，北京某名医给吴佩孚治牙痛，每帖用石膏 120g。蒲辅周先生说过：即使药证相符，石膏也不必用过大的量，不要动不动就半斤、一斤的，药罐子有多大？用那么大量怎么煎？我还是比较赞同蒲老所说，治病不是对抗式的诊疗。

徒：蒲老也是我非常敬佩的医家之一，我觉得其法可从。而且量太大了，心中也是有些惴惴不安，生怕患者吃出问题。

枯芩与子芩功效有别

徒：刘老师，我看清代的医案，有些医家用枯芩，有些医家用子芩，这些是否都是黄芩啊？他们为什么一会儿叫枯芩，一会儿叫子芩呢？这是为何？

师：枯芩和子芩其实都是属于黄芩，用药部分为唇形科植物黄芩的干燥根。目前临床中常常生用，或酒炙，或炒炭用，并未分枯芩和子芩，因此你不认识。然而清代对于药材的细化达到一个高潮，很多医家对于中药的部位、炮制等要求比较高，认为不同的采收时间、不同的部位和炮制方法等都是影响药物功效的因素，不同的疾病采用相应最适合的药材才是上乘之选，这个也是清代温病医家的细腻之处。学《伤寒》者就未必有这么细腻了，伤寒医家用药往往大刀阔斧。岳美中先生曾经提到：专学"伤寒"，容易涉于粗疏；专学"温病"，容易流于轻淡。粗疏常致于偾事，轻淡每流于敷衍。必须学古方而能入细，学时方能务实；入细则能理复杂纷纭之繁，务实则能举沉疴痼疾之重。岳老这句话我觉得说的非常好，我今天转赠给您，望您好好学习体会。

徒：谢谢刘老师，我会谨记这些话的。那枯芩与子芩功效有什么区别吗？

师：枯芩为生长年久的宿根，中空而枯，体轻主浮，善清上焦肺热，主治肺热咳嗽痰黄；子芩为生长年少的子根，体实而坚，质重主降，善泻大肠湿热，主治湿热泻痢腹痛。因此，上焦疾病多用枯芩，中下焦疾病多用子芩。

古人的解暑饮料——金银花露

徒：刘老师，我看现在很多药店都是把金银花露摆在显眼的位置，估计是卖的比较火。金银花露真的有那么好吗？

师：金银花露其实是古人的解暑饮料，那个年代没有冰棒、雪糕、冰激凌，但是有金银花露，一样可以达到很好的清热解暑之功。所以，古人其实很聪明。

徒：那古人是如何制作这个解暑饮料的呢？

师：金银花露的制作见于《本草纲目拾遗》："金银露，乃忍冬藤花蒸取，鲜花蒸者香，干花者少逊，气芬郁而味甘，能开胃宽中，解毒消火，暑月以之代茶，饲小儿无疮毒，尤能散暑。"此外，《本草求真》"金银花"条提到："江南地方，以此代茶。"《植物名实图考》云："吴中暑月，以花入茶饮之，茶肆以新贩到金银花为贵，皆中州产也。"因此，花茶当中其实应该少不了金银花的身影。

徒：没有想到金银花露原来早就有了，我还以为是最近几年药厂的新发明呢？

师：金银花不但可以制茶，亦可做酒。如《本草备要》云："花、叶同功，花香尤佳，酿酒代茶。"

徒：哈哈，古人真会玩，夏天也能解暑，而且还比较有利于身体健康。

金银花的临床应用

徒：刘老师，听您讲了金银花露的相关情况后我去药店特意买了金银花露回来，口感挺好的，一点都不苦，不过吃完今天早上拉肚子了。

师：金银花性味甘寒，归肺、心、胃经，具有清热解毒，疏散风热之功。虽然甘甜，但是毕竟还有苦寒之性，就算是制露服用，亦是适合实热之人或感受暑热，一般脾胃虚寒者不建议多用。因此，金银花露虽然口感香甜，但是小儿不建议长期饮用，以免寒凉伤胃。

徒：那刘老师，您平时一般是如何应用金银花的呢？

师：一则多用于火毒为患的病症。如痈肿疔疮可单用银花，酒煎内服，或者用五味消毒饮；若咽喉肿痛，可配伍桔梗、甘草，如加味甘桔汤；肺痈吐脓，可配伍鱼腥草、桃仁、芦根等；肠痈腹痛，可配伍地榆、薏苡仁等，如清肠饮；肠痈我常用大黄牡丹汤加金银花，金银花用量在 30～120g，此时金银花量大方有较好功效，加用金银花后比单纯用大黄牡丹汤效果更好，单用大黄牡丹汤有些患者会出现腹痛难忍，而加用金银花则可无此虑。

徒：小小金银花，原来还有这么多的配伍学问。

板蓝根、大青叶、青黛原来是一家人

徒：刘老师，我看您很少用神药板蓝根，对于感冒发烧喉咙痛的患者，我看您一般都是用的桔梗、射干、生石膏、升麻等药物。

师：板蓝根不是什么病都是可以治疗的，现在民众对它有点过于神话了，在传染病流传之际、感冒上火之时甚至是防病的时候都会想到它。其实它就是一个普通的清热利咽凉血药而已。你知不知道其实它一大家子都可以入药？

徒：啊？！板蓝根还有同源药材入药的吗？没有听说过。

师：其实我们的中药学教材在介绍药物基源的时候是有介绍的，可能您没有在意。比如十字花科菘蓝的叶为大青叶，其根为板蓝根，其茎叶加工品为青黛，它们三者同出一源，为同源药材。因此，他们的作用也是很相近的。如大青叶凉血消斑力强，主瘟毒发

斑丹毒；板蓝根解毒利咽佳，主大头瘟毒、咽痛；青黛则清肝定惊
效著，主高热惊风抽搐。且其中以大青叶最为苦寒，它善清心胃二
经实火热毒，为清热解毒、凉血消斑的要药，故凡急性热性病高热
头痛、热入营血神昏谵语、发斑、咽痛喉痹、口舌赤烂、丹毒等均
可应用。用此药时要注意加矫正味道的药材，比如甘草、陈皮、大
枣、藿香等。

治痈好药蒲公英

　　徒：刘老师，我看您每次治疗急性乳腺炎都是会用到蒲公英，
它是急性乳腺炎的专用药吗？

　　师：蒲公英为菊科植物蒲公英、碱地蒲公英或同属数种植物的
干燥全草入药。临床药房一般是生用，民间多用鲜品。可以这么
说，蒲公英是善于治疗急性乳腺炎的。急性乳腺炎中医称之为乳
痈，因为蒲公英善于清热解毒、消肿散结，因此临床多喜用它治疗
诸多的痈，比如乳痈常配伍全瓜蒌、金银花、牛蒡子等；肠痈常配
伍大黄、牡丹皮、桃仁等；肺痈常配伍鱼腥草、冬瓜仁、芦根等；
疗毒常配伍野菊花、地丁、金银花等。现代药理研究发现蒲公英具
有良好的抗感染作用。

　　徒：我看您临床运用蒲公英剂量也不小，这么大量的清热解毒
之品不怕伤胃吗？

　　师：其实在20世纪五六十年代的中草药运动中发现蒲公英对

于胃炎有比较好的疗效，它可以杀灭幽门螺杆菌，而且这个药虽然苦寒，但是兼有甘甜，具有健胃的作用，而无败胃之虑，因此我治胃炎的时候也偶会用到它。

徒：难怪，我看好多人用蒲公英剂量都偏大，原来它不伤胃，大量也不怕。

神奇的鱼腥草

徒：刘老师，我在湖北的时候，吃过当地一种叫节节根的植物，当地人夏天去野地里挖来洗干净，然后凉拌加上辣椒等。这个植物有鱼的腥味，但是又很爽脆，后来回到学校问过中药学老师才知道原来就是我们中药里面的鱼腥草根。不过，我看珠海这边菜市场一般都是卖的鱼腥草的地上部分，比较少见到节节根。

师：浙江那一带传闻当年越王勾践卧薪尝胆时，每天都是会嚼服鱼腥草，激励自己重拾山河。而新鲜的鱼腥草在广东民间常作为煲汤的凉茶原材料，常用作消炎之用，如咽喉肿痛、肺炎、咳黄痰、急性尿路感染等。其实这个药还有抗辐射的作用，据说在1945 年，日本广岛原子弹爆炸后，在爆炸中心点周围半径 500 米范围内，仍有 56 人活着（据 1985 年统计）。这些人罹难时，年龄最小的刚出生 6 个月，最大的 46 岁，他们均患有放射病，主要表现为全身出现淤斑、脓疮、牙床腐烂。然而 40 多年来，他们却奇迹般地活过来了。许多患者说，是把一种叫鱼腥草的植物泡水当茶饮用，才得以延长生命。

徒：原来鱼腥草还有这么神奇的功效。那是不是可以用于防辐射的预防性用药呢？

师：我觉得可以进行临床试验。

鲜地黄和生地黄功效有别

徒：刘老师，我看炙甘草汤里面用生地黄一斤，这么大的生地黄用量，患者的肠胃受的了吗？

师：您这个问题提的好。其实用这么大量的生地黄，张仲景是有秘诀的：一则用辛温之品，如用桂枝监制其滋腻；二则加酒，酒为百药之长，可以行药势，使之补而不腻；三则仲景的生地黄不是我们现代药房的生地黄饮片，而是鲜地黄，这个已经有不少人进行过考证。这样看似一斤的地黄，如果是新鲜的，里面水分很丰富，晒干之后重量肯定要小很多，因此一斤鲜地黄的用药其实不是特别多。

徒：那鲜地黄和生地黄的功效有区别吗？

师：鲜地黄、干地黄同为甘苦寒凉之性，均有清热凉血、养阴生津之功，故凡温热病，热入营血身热、发斑，血热妄行吐衄或热伤阴液口干渴、便秘，均可应用。但是鲜地黄苦重于甘，偏于清热凉血为主，因此多用于阴虚内热，血虚化燥伤阴，津伤口渴、便秘等症，古人在温病高热期一般也是选用鲜地黄。而干地黄则甘重于苦，偏于养阴生津为主，因此温热病后期阴液已伤，余热未尽者选用干地黄。

徒：原来鲜药和干品，药物的作用还是略有差别的。

同样都是人参，功效各不同

徒：刘老师，人参是不是有很多种类啊？因为我看外面名贵药材店分了好多种的人参。

师：人参的种类比较多，临床分类亦多种多样。一般来讲，如果是按照产地来分，可以分为吉林参，主产于我国东北各省，因以吉林抚松县的产量最大，质量最好，故名；朝鲜参，主产于朝鲜、韩国，也名高丽参、别直参；东洋参，日本栽培者，国内少用。其中朝鲜参、东洋参由于加工不同，又分为红参、白参，朝鲜参以红者为优。若以生长方式来分，又可以分为野山参（即野生者），现在很难得；人工栽培者，则称之为园参，其药力不如野山参，但药源多，价格较廉，临床多用。现在药房所备者基本是属于这一类，因此有些医家用人参量大即是从人工栽培，药力大减来考虑的。

徒：我看您临床使用人参时，有时候用红参，有时候用生晒参，他们不都是人参吗？难道里面还有什么运用秘诀？

师：这里就涉及到人参的加工炮制方式以及药源的取用部位了。如将人参根去芦头，洗净晒干者称之为生晒参，多用于气阴不足者；而将人参根去芦头，洗净，蒸熟晒干或烘干者，称之为红参，其性较温燥，用于气弱阳虚者；若将人参根去芦头，洗净，经沸水浸烫后，浸糖汁中，取出晒干者称之为白参，也称糖参，其功同生晒参而作用较弱；若将人参的须根加工而成，又分为生晒参须、红参须两种，其作用最弱，虚不受补或者咳嗽需补益者最为适宜。

徒：那是不是临床中以生晒参、红参质量较好，白参较差，参须更次之。

师：对的。真是一点就通！

跋

夫千方易得而一效难求，医家读书虽多而临证难免困惑也。盖人受命于天地，格致尚难，何况施用，若非精思高识，难窥玄隐也。故今世之医举诸般辨证法则，而力求临证明洞，仍不免执一漏万、舍本逐末之嫌。医途易入而登堂颇费，况各有依凭而际遇有异，思有短长而参悟各别。故欲成圣手不可或缺者有二：一者天资聪颖，克离物欲；二者明师指月，信心依从，两者相辅相成，不离于医途一路。

崇裕吾弟，天资甚高，勤于笔耕，敏于好学，得遇明师，假以时日必能登堂问奥，携术济仁，此粮所以钦慕也。志龙尊师，学博理明，心慈手妙，此粮所以仰望也。故子遇其师其学必精，师遇其徒其术必传，此之谓得其人而授，逢其人必教也。

病无常态，法无定法，知常达变，必本其宗，此粮拜读是书所深恸也。如书中茵陈五苓散一方治紫癜重在眼目之湿热舌脉，治头重眼目之症，其中不拘病名，必依证据，此吾所以教学之中反复提倡临证如审案之法官，必依证据方能断案。此得鱼忘筌，得兔忘蹄，得意忘言也。

　　吾不敏于学，蒙崇裕不弃，托以作跋，做高山仰止之叹，存如饥似渴之思，是为记。

陈余粮戊戌年谷雨于狮城

陈余粮，字嘉彬，号无山居士，又号拾芥草堂主人，《圆运动的古中医学》执行主编、《伤寒论坛丛书》《针灸临床家丛书》主编。精于诊脉，善用经方。本《内经》《外经》之理、《伤寒》《金匮》之宗，倡风寒暑湿燥火同重，内伤外感一统。临证法脉融仲景、香岩、东垣、青主、坤载、彭子益之精华于一体。治病时平正轻灵，时大刀阔斧，平正轻灵则举重若轻，大刀阔斧则胆大心细，针药灵机，汤丹活法。创古中医脉法、原机针灸术、原机伤寒学。

不忘初心　继续前进（后记）

师承期间，自己拼命写作发文，身边的同事或朋友误以为我因文笔好而成了"高产作家"，殊不知在别人上网时、聚餐时、微信群聊或刷朋友圈时，自己则默默地为了文章的新鲜出炉而翻阅书籍、查找资料、编辑润色等，"躲进小楼成一统，管它春夏与秋冬"，在周末加班或晚上加班至凌晨一两点是常有之事。为何如此笔耕不辍呢？缘由如下：

1. 根据广东省中医药局文件要求，此次省名中医师承的继承人原则上具备中级及以上专业技术职称，而本人并未达到要求，经刘志龙老师极力举荐后，成为广东省首批名中医师承项目学术继承人之一。当得知自己被录取成为刘志龙教授学术继承人时，就暗下决心，一定要好好完成学业，不辜负老师的厚望。故师承期间不敢有丝毫的松懈！

2. 2011年刚认识刘志龙老师时，他曾力劝我报考他的研究生，那时自己以英语基础薄弱为由委婉地拒绝了，认为与其花时间背英语单词，不如背《伤寒论》，集中精力学好经方来得更加实在。现如今就算想报读研究生，但生活压力、家庭琐事等也已让我无法专职学习了。跟诊期间，刘老师说过一段话我觉得非常在理，原话虽然不记得，但大意是："有些事情，当年你做了，虽然会辛苦一段时间，但是可以受用一辈子；当时拼搏了，后面就不用再这么辛苦，比如我当年读博士！"低学历的我在规培、职称晋升、申报课题、评优之路上走得都比别人更加漫长和艰辛，此时才深知老师早年让我报考研究生的良苦用心。现如今每当亲戚咨询我读大学后是否需继续考研、深造时，我都会以自身吃了学历的亏为例，鼓励他们努力深造！

3. 由于学历所限，没有正式编制，在医院同工不同酬。努力发文章还有很大一部分原因是用来补贴家用。家底薄弱的我，年轻时不识缺钱的滋味，结婚生子后方知生活不易，写作是为了赚取微薄的稿酬以及年底医院的论文评优补助。后来医院年终论文补助也取消了，只好以朋友圈卖健康产品补贴家用。很多人以为我转行了，但是我依然热爱我的中医，正如以串养医的王建医生所说："我需要副业，它能让我没有经济顾虑，简单纯粹地做医生。"

"墙角数枝梅，凌寒独自开"。正是被逼出来的写作能力，成就了另一番风景：近些年在《中国中医药报》发表 70 多篇文章；被推选为中华中医药学会科普骨干；是珠海市第一个被《中国中医药报》评为 2014 年度、2016 年度的优秀通讯员；因写作能力突出，被《中国民间疗法》杂志聘为青年编委，成为珠海市首位最年轻国家级专业期刊青年编委；更因自己在写作方面的优异表现而成为了以科学技术界高、中级知识分子为主的具有政治联盟特点的九三学社社员。

此外，借本书出版之际，感谢中国中医药出版社的张钢钢老师，他为本书的顺利出版付诸了很多心血，感谢潘仕杰老师阅稿赐教，感谢刘志龙老师、王三虎老师、黄仕沛老师作序，陈余粮先生作跋。

"路漫漫其修远兮，吾将上下而求索"！

黎崇裕

2018 年 9 月 4 日于珠海市中西医结合医院名医工作室

主要参考书目

1. 大塚敬节. 中医诊疗要览 [M]. 北京：人民卫生出版社，1953.

2. 吴谦. 医宗金鉴 [M]. 北京：人民卫生出版社，1963.

3. 姜建国. 伤寒思辩 [M]. 济南：山东大学出版社，1995.

4. 孙一奎. 赤水玄珠 [M]. 北京：中国中医药出版社，1996.

5. 冯兆张. 冯氏锦囊秘录 [M]. 北京：中国中医药出版社，1996.

6. 王琦，吴承玉. 中医藏象学 [M]. 北京：人民卫生出版社，1997.

7. 赵学敏. 本草纲目拾遗 [M]. 北京：中国中医药出版社，1998.

8. 黄煌. 张仲景 50 味药证 [M]. 3 版. 北京：人民卫生出版社，1998.

9. 孙思邈. 备急千金要方 [M]. 北京：中医古籍出版社，1999.

10. 李中梓. 李中梓医学全书 [M]. 北京：中国中医药出版社，1999.

11. 张志聪. 张志聪医学全书 [M]. 北京：中国中医药出版社，1999.

12. 费维光. 中医经方临床入门 [M]. 香港：天马图书有限公司，2003.

13. 佚名. 灵枢经 [M]. 北京：人民卫生出版社，2005.

14. 汪昂. 本草备要 [M]. 北京：人民卫生出版社，2005.

15. 张仲景. 伤寒论 [M]. 北京：人民卫生出版社，2005.

16. 张仲景. 金匮要略 [M]. 北京：人民卫生出版社，2005.

17. 倪朱谟. 本草汇言 [M]. 北京：中医古籍出版社，2005.

18. 王清任. 医林改错 [M]. 北京：人民卫生出版社，2005.

19. 佚名. 黄帝内经素问［M］. 北京：人民卫生出版社，2005.

20. 中国中医研究院. 岳美中论医集［M］. 北京：人民卫生出版社，2005.

21. 日华子. 日华子本草 蜀本草［M］. 合肥：安徽科学技术出版社，2005.

22. 周凤梧，张奇文，丛林. 名老中医之路［M］. 济南：山东科学技术出版社，2005.

23. 秦伯未，李岩，张田仁，等. 中医临证备要［M］. 北京：人民卫生出版社，2005.

24. 程国彭. 医学心悟［M］. 北京：人民卫生出版社，2006.

25. 朱肱. 类证活人书［M］. 天津：天津科学技术出版社，2006.

26. 叶天士. 临证指南医案［M］. 北京：人民卫生出版社，2006.

27. 戴原礼. 秘传证治要诀及类方［M］. 北京：人民卫生出版社，2006.

28. 何绍奇. 读书析疑与临证得失（增订版）［M］. 北京：人民卫生出版社，2006.

29. 吴昆. 医方考［M］. 北京：人民卫生出版社，2007.

30. 陈士铎. 辨证录［M］. 北京：中国中医药出版社，2007.

31. 张璐. 本经逢原［M］. 北京：中国中医药出版社，2007.

32. 佚名. 黄道内景经［M］. 北京：首都师范大学出版社，2007.

33. 严用和. 重辑严氏济生方［M］. 北京：中国中医药出版社，2007.

34. 黄煌. 药证与经方［M］. 北京：人民卫生出版社. 2008.

35. 尚志钧. 神农本草经校注［M］. 北京：学苑出版社，2008.

36. 吴国昌. 中医历代药论选［M］. 北京：中国中医药出版社，2008.

37. 陈明，张印生. 伤寒名医验案精选［M］. 北京：学苑出版社，2008.

38. 成无己. 注解伤寒论［M］. 北京：学苑出版社，2009.

39. 尤在泾. 伤寒论贯珠集［M］. 北京：学苑出版社，2009.

40. 黄元御. 四圣心源［M］. 北京：中国中医药出版社，2009.

41. 巢元方. 诸病源候论校释［M］. 北京：人民卫生出版社，2009.

42. 姚国美. 姚国美医学讲义合编［M］. 北京：人民卫生出版社，2009.

43. 严世芸，李其忠. 三国两晋南北朝医学总集［M］. 北京：人民卫生出版社，
    2009.

44. 张秉成. 本草便读［M］. 北京：学苑出版社，2010.

45. 王海燕. 肾脏病临床概览［M］. 北京：北京大学医学出版社，2010.

46. 司马迁. 史记［M］. 长沙：岳麓书社，2011.

47. 贾所学. 药品化义［M］. 北京：学苑出版社，2011.

48. 陆渊雷. 伤寒论今释［M］. 北京：学苑出版社，2011.

49. 高文注. 外台秘要方校注［M］. 北京：学苑出版社，2011.

50. 徐大椿. 神农本草经百种录［M］. 北京：学苑出版社，2011.

51. 黎崇裕. 小郎中习医手记［M］. 北京：人民军医出版社，2011.

52. 李士懋，田淑霄. 汗法临证发微［M］. 北京：人民卫生出版社，2011.

53. 刘敏如，谭万信. 中医妇产科学［M］. 2 版. 北京：人民卫生出版社，2011.

54. 薛己. 内科摘要［M］. 北京：中国医药科技出版社，2012.

55. 黄元御. 黄元御药解［M］. 北京：中国中医药出版社，2012.

56. 林慧光. 中医九大经典［M］. 北京：中国中医药出版社，2012.

57. 张锡纯. 医学衷中参西录［M］. 北京：人民卫生出版社，2012.

58. 华岫云. 种福堂公选良方［M］. 北京：中国医药科技出版社，2012.

59. 李灿东，吴承玉. 中医诊断学［M］. 北京：中国中医药出版社，2012.

60. 陶弘景. 名医别录［M］. 北京：中国中医药出版社，2013.

61. 周仲瑛，于文明. 中医古籍珍本集成［M］. 长沙：湖南科学技术出版社，
    2013.

62. 李小荣，薛蓓云，梅莉芳. 黄煌经方医案［M］. 北京：人民军医出版社，
    2013.

63. 龚廷贤. 益世保元［M］. 北京：人民卫生出版社，2014.

64. 黄煌. 经方论剑录2［M］. 北京：人民军医出版社，2014.

65. 曹颖甫. 经方实验录（完整版）［M］. 北京：中国医药科技出版社，2014.

66. 佚名. 诗经［M］. 上海：中华书局，2015.

67. 施肩吾. 钟吕传道集［M］. 上海：中华书局，2015.

68. 张璐. 伤寒缵论［M］. 北京：中国中医药出版社，2015.

69. 张璐. 本经逢源［M］. 太原：山西科学技术出版社，2015.

70. 黄元御. 素灵微蕴［M］. 北京：中国中医药出版社，2015.

71. 李刘坤. 吴鞠通医学全书［M］. 北京：中国中医药出版社，2015.

72. 刘志龙，黎崇裕. 100首经方方证要点［M］. 北京：中国中医药出版社，2015.

73. 彭怀仁，王旭东，吴承艳，等. 中医方剂大辞典［M］. 北京：人民卫生出版社，2015.

74. 左丘明. 左传［M］. 上海：上海古籍出版社，2016.

75. 程知. 伤寒经注［M］. 北京：中国中医药出版社，2016.

76. 王怀隐. 太平圣惠方［M］. 北京：人民卫生出版社，2016.

77. 汪琥. 伤寒论辨证广注［M］. 北京：中国中医药出版社，2016.

78. 黎崇裕. 一个青年中医之路［M］. 北京：中国中医药出版社，2016.

79. 李培生，成肇仁. 伤寒论［M］. 2版. 北京：人民卫生出版社，2016.

80. 黄宫绣. 本草求真［M］. 北京：中国中医药出版社，2017.

81. 扁鹊. 难经［M］. 北京：中国医药科技出版社，2018.